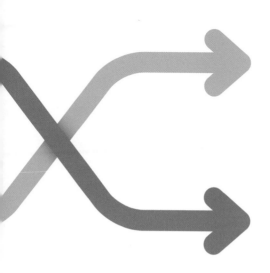

医学論文、わからないのは統計だけ？

肝心要の

研究デザインが

わかる本

Essentials of Medical Research Design :
Not Only Statistics Matter

JN119091

株式
会社 新興医学出版社

Essentials of Medical Research Design : Not Only Statistics Matter

Shotaro Aso, Kojiro Morita, Hideo Yasunaga

© First edition, 2021 published by

SHINKOH IGAKU SHUPPAN CO. LTD., TOKYO.

Printed & bound in Japan

.

著者紹介

麻生将太郎 Shotaro Aso

略歴：

2008 年　信州大学医学部医学科卒

2008-14 年　旭中央病院　初期研修医および救急救命科・医師

2014 年　東京大学大学院医学系研究科公共健康医学専攻（公衆衛生学修士）

2015 年　亀田総合病院集中治療科・医師

2016 年　東京大学大学院医学系研究科社会医学専攻（医学博士）

2020 年　東京大学大学院医学系研究科生物統計情報学　特任助教

専門：救急集中治療，臨床疫学

森田光治良 Kojiro Morita

略歴：

2007 年　高知大学医学部看護学科卒

2007-14 年　聖路加国際病院集中治療分野・看護師

2014 年　東京大学大学院医学系研究科公共健康医学専攻（公衆衛生学修士）

2016 年　東京大学大学院医学系研究科社会医学専攻（医学博士）

2020 年　筑波大学医学医療系ヘルスサービスリサーチ分野　助教

2021 年　東京大学大学院医学系研究科附属グローバルナーシングリサーチセンター　特任講師

専門：臨床疫学，ヘルスサービスリサーチ，看護分野のビッグデータ解析

康永秀生 Hideo Yasunaga

略歴：

1994 年　東京大学医学部医学科卒

1994-2000 年　東京大学医学部附属病院，竹田総合病院，旭中央病院　外科系医師

2000 年　東京大学大学院医学系研究科公衆衛生学（博士課程）

2003 年　東京大学医学部附属病院助教

2008 年　東京大学大学院医学系研究科特任准教授

2013 年　東京大学大学院医学系研究科教授（臨床疫学・経済学）

専門：臨床疫学，医療経済学

はじめに

　本書を手に取っていただいた方のなかには，医学論文を読むことに苦手意識があり，論文の読み方を初歩から学びたいと考えられている方もいるでしょう．そもそも医学部医学科をはじめとする医療系の学部において，医学論文の読み方に関する教育は十分に行われていません．先輩や上司から医学論文の読み方を丁寧に教わった経験があるという人も，あまりいないでしょう．

　若手の臨床家はときに，医学論文を読む必要に迫られることがあります．論文抄読会の担当になれば，否応なしに論文を読み，内容をプレゼンテーションしなければなりません．本文を読んでもよく理解できず，abstract と図表だけを眺めて，何とか発表をやり過ごす，といった経験はないでしょうか．

　医学論文を読みこなす上で，以下の３つのハードルがあると言われます．

　１つ目は，「英語」というハードルです．しかし実際のところ，医学論文は平易な英語で書かれています．高校卒業レベルの英文法の知識があれば，文章そのものの理解に苦しむことはありません．英語をハードルと考える必要はないでしょう．

　２つ目は，「専門知識」というハードルです．英語は読めても，医学の専門知識がなければ，医学論文の読解はままなりません．医学の専門知識は，教科書や専門書で身に付ける必要があります．しかし，臨床家はそもそもその専門領域の知識がなければ務まらない職業です．それをハードルと考えるべきではないでしょう．

　３つ目は，「疫学・統計学の知識」というハードルです．臨床家にとっては，これが正真正銘のハードルと言っていいでしょう．医学教育においては，主に公衆衛生学の講義の一部で，疫学・統計学のさわりだけを学びます．「ランダム化比較試験」「コホート研究」「症例対照研究」などの研究デザインの概略は，学部で習ったはずです．しかしほとんどの学生は，国家試験が終われば，疫学・統計学の知識などほとんど忘れてしまいます．医療従事者になって何年か経った後，医学論文を読む必要に迫られて初めて，疫学・統計学の知識の重要性を思い知る

ことになります.

　疫学・統計学の知識をある程度身に付けないと，自力で医学論文を読みこなすことはおぼつきません. かといって，難解な疫学・統計学の成書を読み通し，それらを理解することは，多忙な臨床家にとって容易なことではありません.

　本書は，すべての臨床家や医療系の学生を対象として，基本的な臨床疫学 (clinical epidemiology) の知識，とりわけ研究デザインに関する知識を伝授することを目的としています. 姉妹書の『統計手法のしくみを理解して医学論文を読めるようになる本』と併せて読むことで，臨床論文を読みこなすために必要不可欠である疫学・統計学の基礎的な素養を身に付けられます.

　本書は理論編と実践編の二部構成となっています. 「第Ⅰ編　理論編」では，「研究デザイン」と「誤差」について，わかりやすく解説しています. 研究デザインには，ランダム化比較試験・コホート研究・症例対照研究・横断研究などがあります. これらのしくみをよく理解し，それぞれの利点・欠点を理解することは，論文の内容を把握し批判的に吟味する上で必須と言えるでしょう.

　交絡・選択バイアス・情報バイアスといった系統誤差に関する知識は，研究の限界を理解する上で不可欠です.

　「第Ⅱ編　実践編」では，理論編で身に付けた知識をベースに，臨床論文における Introduction と Methods を読解する上での注意点を詳述しています.

　読者の皆さんが本書を通じて，論文を読む際のハードルを乗り越え，論文を楽に読みこなし，論文から得られる知見を実臨床に役立てることを日常化し，より良い診療に結びつけられるようになれば幸いです.

2021 年 9 月

麻生将太郎，森田光治良，康永秀生

目　　次

88002-914　JCOPY

第2章 誤 差

第Ⅱ編　医学論文における研究デザインの理解：実践編

第3章　PE(I)CO と研究目的

第4章　研究対象者の選択

88002-914 **JCOPY**

第 1 章

研究デザイン

臨床研究・疫学研究・看護研究などのデザイン

1 研究デザインとは

　臨床研究・疫学研究・看護研究などの論文を読むにあたって最も重要なことは，研究デザインの理解です．それとともに統計解析の理解も欠かせません．論文を読むために必要な統計学の知識は，本書の姉妹書である『統計手法のしくみを理解して医学論文を読めるようになる本』で紹介されています．本書では主に研究デザインについて解説します．

　研究デザインとは，研究の計画段階で決定される，研究のセッティング，研究対象，介入・曝露，アウトカムの測定と評価方法，統計解析手法などを含む，研究の種類を指します．

　図 1-1 は研究デザインの分類を示します．研究デザインは，まず**介入研究**（interventional study）と**観察研究**（observational study）に分けられます．

　介入研究は**ランダム化比較試験**（randomized controlled trial, RCT）を含みます．観察研究は**分析的観察研究**（analytic observational study）と**記述的観察研究**（descriptive study）に分かれます．

　分析的観察研究はさらに**縦断研究**（longitudinal study）と**横断研究**（cross-sectional study）に分けられます．縦断研究はさらに**コホート研究**（cohort study）と**症例対照研究**（case control study）などに分かれます．

88002-914 JCOPY

　記述的観察研究は症例報告（case report）や症例シリーズ研究（case series study）が含まれます．

　他にも上記のデザインに当てはまらない研究はいくつかあります．

　また，RCT を含む複数の研究結果をまとめた研究を**システマティック・レビュー**（systematic review）といいます．

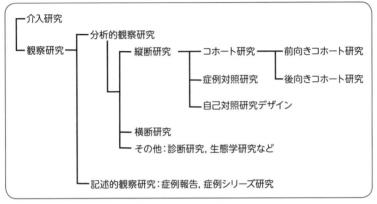

図 1-1　研究デザイン

2　エビデンスのレベル

　適切にデザインされた臨床研究・疫学研究・看護研究などから得られる科学的根拠を**エビデンス**（evidence）と言います．

　RCT は，最も内的妥当性が高く，ゴールド・スタンダードと言われます（第2章5参照）．そのためかつては，複数の RCT を統合したシステマティック・レビューを頂点に，単独の RCT，コホート研究，症例対照研究，症例シリーズ / 症例報告の順に，ピラミッドのようにエビデンスのレベルをランク付けしていました（**図 1-2**）[1]．

　しかし近年は，エビデンスのレベルは研究デザインの種類だけでは規定されず，研究デザインの適切性も問われるようになっています．例えば，RCT よりもコホート研究が必ずしもエビデンスが劣るというわけではありません．小規模で適切にデザインされていない RCT は，大規模で適切にデザインされているコホート研究よりも，エビデ

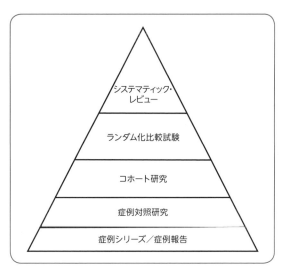

図 1-2　エビデンスのピラミッド

ンスのレベルが低いこともあります．症例対照研究だからといって必ずしもエビデンスのレベルが低いわけではなく，適切なデザインで実施されていれば，エビデンスのレベルが高いとみなされることもあります．

88002-914 JCOPY

2 ランダム化比較試験

Key Point

- ランダム化比較試験 (RCT) は治療効果を比較するためのゴールド・スタンダードである
- サンプルサイズ設計，標本抽出，治療の割り付け，盲検化などのステップがある
- RCT は費用や倫理的問題などによりで実施可能性が低くなりやすい

　ランダム化比較試験 (randomized controlled trial, RCT) といえば通常，**並行群間ランダム化比較試験** (parallel-group RCT) を指します．そのほかに**クラスターランダム化比較試験** (cluster randomized trials)，**非劣性試験** (non-inferiority study)，**同等試験** (equivalence study) などもあります．

1 並行群間ランダム化比較試験

　並行群間ランダム化比較試験は，対象者を無作為に 2 群以上に分け，治療効果を検証する臨床研究です．無作為に対象者を分けることで，群間の背景因子をほぼ均等に揃えることができます．また，測定された背景因子だけでなく，未測定の交絡因子（第 2 章 2 参照）も群間で揃えることができます．治療の効果を群間で比較するなどの研究において最も優れた研究デザインです．

　RCT の方法には，サンプルサイズ設計，標本抽出，介入群と対照群への割り付け，盲検化，統計解析というステップがあります．

1) サンプルサイズ設計

①サンプルサイズ設計の必要性

　サンプル数を必要以上に増やすと，臨床的に意味のない差でも統計学的に有意差が認められることがあります．例えば，10万人の対象者を集めて，新薬と既存の降圧薬を比較し，新薬のほうが1 mmHgだけ血圧をより低下させたという結果が得られたとします．たった1 mmHgの差であっても，被験者が10万人もいれば統計学的に有意差が認められてしまいます．しかし，たった1 mmHgの差に臨床的な意義はありません．

　また，多数の被験者を集める治験には多額の費用がかかり，実施可能性（feasibility）が低下します．必要以上に多数の被験者を参加させること自体に倫理的な問題もあります．

　以上の理由から，RCTでは事前に介入の**効果サイズ**（effect size）を見積り，最小限のサンプルサイズを設計するという手順が必須となります．

②サンプルサイズ設計の実際

　逆にサンプルサイズが不足してしまうと，治療の効果を検出できなくなります．そのためサンプルサイズ設計に当たっては，先行研究などのデータを収集し，効果サイズを適切に見積ります．さらに**αエラー**（α error）と**βエラー**（β error）の大きさを定義した上で，研究に必要なサンプルサイズを計算します[2]．

　αエラーとは，本当は差が「ない」のに「ある」と誤って判断（偽陽性）してしまうエラーです．**第一種の過誤**（type-I error）とも言います．$\alpha = 0.05$に設定すると，5％までは差が「ない」のに「ある」と誤って判断することを許容することになります．

　βエラーは，本当は差が「ある」のに「ない」と誤って判断（偽陰性）してしまうエラーです．**第二種の過誤**（type-II error）とも言います．$\beta = 0.20$に設定すると，80％の確率で効果を見逃さないことになります．$1 - \beta$を**検出力**（power）と言います．

　αエラーもβエラーも0に限りなく近づけることが理想ですが，症例数が大きくなりすぎて，費用と倫理の両面で研究は実施困難となります．

88002-914　JCOPY

　多くの研究では α エラーは 0.05，β エラーは 0.20 に設定されます．危険性の高い治療では α エラーを小さくすることがあります．差があることを見落とさないようにするために，検出力を高く（β エラーを小さく）設定することもあります．

2）標本抽出

　一般的に組み入れ基準（inclusion criteria）と除外基準（exclusion criteria）を事前に決めて，対象者を組み入れます．主に対象者の安全を確保するという理由で，高齢者，妊産婦，併存症のある患者，別の治療が行われている患者などが除外されることがあります．そのため，対象者の特性が実臨床とはかけ離れてしまい，研究結果をリアルワールドの患者にあてはめるには注意が必要となります．

3）介入群と対照群

　対象者は介入群（intervention group）と対照群（control group）に割り付けられます．介入は主に，注目している新規の治療などです．
　一方，対照群の選び方にはいくつかの方法があります．対照群の選び方によって，介入の効果の評価結果は異なります [3]．
　新薬の治験などでは，対照群にプラセボ（偽薬，placebo）を投与することがあります．患者は薬剤を投与されただけで安心し，疼痛や不安などの症状が改善することがあります．これをプラセボ効果（placebo effect）と言います．プラセボ効果を除外するために，介入群に対して実薬，対照群に対してプラセボが投与されます．プラセボは，実薬と見分けのつかない，糖衣錠やカプセルなどが用いられます．
　また，介入群には新規治療，対照群には従来型の治療を割り当てることもあります．さらに，介入群は新規治療，対照群は無治療・経過観察とすることもあります．

4）ランダム割り付け

　ランダム割り付け（random allocation）は，医療者でも被験者でもなく，第三者が行います．以前は封筒法で割り付けを行っていました

が，最近はコンピュータを用いて行います．

　介入群と対照群のサンプル数を均等化するために，**ブロックランダ
ム割り付け法**（block randomization）が行われることがあります[4]．
多施設 RCT では，各施設をある決まったサイズのブロックとして，
ブロック内で介入群と対照群のサンプル数が同じになるように割り付
けます．例えば，ブロックサイズが 4（介入群 2 名，対照群 2 名）とす
ると，対象者を順に介入群と対照群に割り付け，どちらかの群が 2 名
に達したら，そのあとはもう一方の群に割り付けられます．この方法
では，医療者はブロックの最後の人がどちらに割り付けられるかわ
かってしまうため，割り付けが操作されてしまう可能性があります（図
1-3）．このため，医療者にわからないように，ブロックサイズを（例
えば，4 〜 10 の範囲で）施設ごとにランダムに割り付けます．

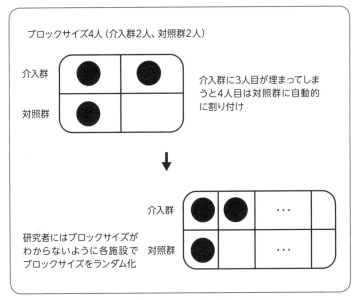

図 1-3　ブロックランダム割り付け法

5）盲検化

　RCT では被験者，医療者に可能な限り割り付けを知られないように
しなければなりません．割り付けを知られるとバイアス（bias）が混入

88002-914 JCOPY

し，結果を誤った方向に導く可能性があります．被験者と医療者の両者に割り付けをわからなくする**二重盲検**（double-blind）が理想的です．

　手術などの介入を行う場合は医療者に割り付けを知られないようにするのは困難ですので，被験者だけ割り付けがわからない**単一盲検**（single-blind）となります．

　また，被験者も医療者も盲検化が難しい場合は，**オープン・ラベル**（open label）試験を行います．

> **Case　エンドトキシン吸着療法の効果を検証したRCT[5]**
>
> 　重症敗血症に対するエンドトキシン吸着療法は，透析と同様に血液を体外循環させて，特殊なカラムで血中のエンドトキシンを吸着する治療です．
>
> 　この治療法の効果を検証した最近のRCT（EUPHRATES試験, 2018）では，二重盲検化を実施するために，対照群に「偽治療（sham procedure）」を施しました．具体的には，対照群の患者のベッドサイドにエンドトキシン吸着療法を行うための装置が置かれ，プライミングが行われました．ブラッド・アクセス用のカテーテルは切断され，不透明なドレッシング剤で被覆されました．患者から脱血は行われず，生理食塩水を回路に満たし，あたかもこの治療が実際に行われているように見せかけました．患者やこのRCTの実施担当者である医師は，治療の割り付けを知ることはできません．しかし，ベッドサイドの看護師や薬剤師，カテーテルを挿入した医師たちは，介入群か対照群かを知っており，完全な二重盲検ではありませんでした．

6）統計解析

　RCTでは最初に被験者を介入群と対照群に割り付けます．しかし被験者は，自分が割り付けられた群のプロトコールを必ずしも遵守するわけではありません．介入群に割り付けられた被験者が，副作用などの理由で，介入を中止することもあります．また，対照群に割り付けられた被験者も，重症化して介入の治療を受けることもあります．対照群に割り付けられたにもかかわらず，自分の意志で当該治療を受けてしまう割り付け違反（crossover）がおこることもあります．

治療の効果を群間で比較するには，最初の割り付けを元にする**治療企図分析**（intention-to-treat analysis，ITT）と，実際に行われた治療を元にする **per-protocol 分析**（per-protocol analysis）の２つがあります[6]．

①治療企図分析（図 1-4）

　介入群の被験者が途中で介入を中止しても，最後まで介入群として扱います．対照群に割り付けられた被験者が途中で介入と同じ治療を受けても，最後まで対照群として扱います．治療企図分析は，治療を行うか否かという疑問に対しては適切な答えを導くことができます．しかし，割り付け違反が多い場合，治療の効果を正しく測定できないことがあります．

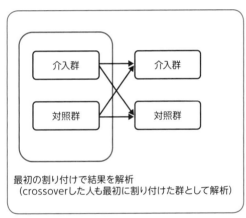

図 1-4　治療企図分析

② per-protocol 分析（図 1-5）

　Per-protocol 分析は，介入群や対照群のプロトコールを遵守した対象者だけを解析対象とします．Per-protocol 分析は介入の効果を純粋に評価できるかもしれません．しかし，介入群に合併症が頻発して中止せざるを得ない状況が多発する場合，介入の悪い面を見逃してしまう可能性があります．治療企図分析と per-protocol 分析の結果が乖離した場合，その理由を考える必要があります．

88002-914 **JCOPY**

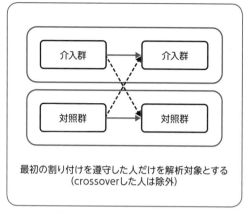

最初の割り付けを遵守した人だけを解析対象とする
（crossoverした人は除外）

図1-5　per-protocol分析

Case 離乳のタイミングと食物アレルギー発症との関連[7]

　WHOは乳児の離乳のタイミングについて，6ヵ月からを推奨しています．しかし，アレルギーを起こしやすい食品を乳児期の早期に導入するとアレルギーを発症しない可能性があります．

　そこで本研究では，3ヵ月で離乳を始める介入群と，通常の6ヵ月で始める対照群との間で，1〜3歳時点での食物アレルギーの発症割合を比較しました．分析方法は治療企図分析とper-protocol分析の両方を行いました（図1-6）．

　プロトコールを遵守した症例の割合は，対照群が92.9％に対して，介入群はわずか42.8％でした．治療企図分析では，食物アレルギーの発症割合は介入群が5.6％（＝32/567），対照群が7.1％（＝42/595）となり，リスク比0.80（95％信頼区間 0.51〜1.25）で群間に有意差を認めませんでした．一方，per-protocol分析では，食物アレルギーの発症割合は介入群が2.4％（＝5/208），対照群が7.3％（＝38/524），リスク比0.33（95％信頼区間 0.13〜0.83）となり，群間に有意差を認めました．

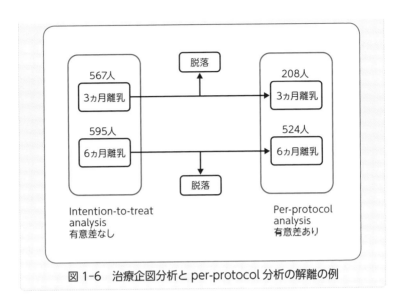

図 1-6　治療企図分析と per-protocol 分析の解離の例

7）中間解析

RCT では，試験の途中で第三者による中間解析が行われます．中間解析の段階で，有効性または安全性に関する意思決定が可能な結論が得られたと判断された場合，試験は中止されます．すなわち中間解析は，対象者の不利益を最小限にするために行われます[8]．

試験の途中で有効性が判明したにもかかわらず試験を継続させた場合，対照群に割り付けられた対象者は有効な治療を受けられず不利益を被ります．このように，試験の途中で結果を評価し，その結果に基づいて試験を変更することを**アダプティブ・デザイン**（adaptive design）と言います．

Case **エンドトキシン吸着療法の効果を検証した RCT**[9]

エンドトキシン吸着療法の効果を検証した最初の RCT（EUPHAS 試験，2009）では，介入群はエンドトキシン吸着療法を受け，対照群はエンドトキシン吸着療法を受けませんでした．サンプルサイズ設計では，先行研究に基づいて，エンドトキシン吸着療法によって平均血圧が 5 mmHg

88002-914 JCOPY

上昇することに意義があるとされました．αエラーを0.05，検出力を80％とし，両群で120名の対象者が必要であると計算しました．どちらかの群が30名に達したら中間解析を行うこととし，介入群の治療効果が高い（P値＜0.029），もしくは，死亡率が高い（P値＜0.05）場合は中止されることと事前に決められました．

　中間解析の結果，対照群の死亡率が予想以上に高くなったため，64名を対象とした時点で試験は中止されました．

2　クラスターランダム化比較試験

1)　クラスターランダム化比較試験とは

　通常のランダム化比較試験は，個人単位で治療の割り付けを行います．クラスターランダム化比較試験（cluster randomized trials）は，個人単位ではなく，施設などのクラスターを単位として治療の割り付けを行います（図1-7）[10]．薬剤の効果を検証するというよりは，プロトコールなどの効果の検証に用いられます．

2)　クラスターランダム化比較試験の利点

　同一施設の患者は全員が同じ割り付けになるため，コンタミネーション（contamination）（＝治療の中止や，対照群に割り付けたのに治療を受けてしまうこと）が減る，選択バイアス（selection bias）が減る，などの利点があります．また，個人単位の介入よりも実施が容易であり，コストも比較的廉価で済む点も利点です．

3)　クラスターランダム化比較試験の欠点

　一方でクラスターランダム化比較試験は，クラスター内での対象者の相関があることが最大の問題です．例えば，大学病院と市中病院では，対象者の背景は異なります．この場合，クラスターを考慮した一般化推定方程式（generalized estimating equation）や混合効果モデル（mixed effect model）を用いた解析が必要になります[11]．

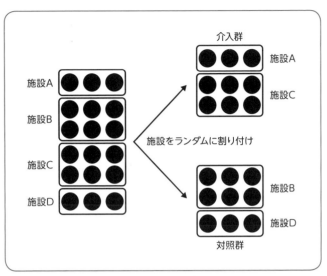

図 1-7　クラスターランダム化比較試験

　理髪店で来客を対象に薬剤師が高血圧の指導を行う，というプログラムの効果を検証した，米国の研究を紹介しましょう．理髪店に訪れた，未治療の高血圧を有する黒人男性が対象とされました．52 の理髪店が介入群と対照群にランダムに割り付けられました．介入群の理髪店を訪れた対象者には，薬剤師が血圧を測定し，生活様式の変更などの指導を行い，薬剤を処方しました．対照群の理髪店を訪れた対象者には，薬剤師の介入はなく，理髪師が指導マニュアルに基づいて高血圧管理の説明を行いました．クラスター内相関を考慮し，混合効果モデルが用いられました．

　介入群の理髪店 28 店，対象者 132 名，対照群の理髪店 24 店，対象者 171 名でした．6 ヵ月後の血圧の変化について，介入群と対照群の差は－21.6 mmHg（95 ％信頼区間－28.4 ～－14.7 mmHg）となり，介入による有意な血圧低下効果が認められました．

88002-914 JCOPY

3　非劣性試験と同等試験

1）非劣性試験

　新しい治療が既存の治療よりも優れていることを検証する場合，まず「新しい治療と既存の治療は効果が同じ」という**帰無仮説**（null hypothesis）（「差がない」という仮説）を立てます．次に，統計解析により帰無仮説が棄却されれば，効果に有意差があると判断されます．このような試験を**優越性試験**（superiority study）といいます．通常のRCTは優越性試験です．

　一方，新しい治療法が既存の治療とほとんど同じ効果であっても，それ以外に安全性が高いなどの利点を有することがあります．このような場合，新しい治療法が既存の治療法と比較して効果の点ではより優れていなくても，少なくとも劣っていないことを証明するために，**非劣性試験**（non-inferiority study）が行われます[13]．

　非劣性試験は，新しい治療法が既存の治療法よりも劣っていても許容できる限度である**非劣性マージン**（non-inferiority margin）を定めます（図1-8）．非劣性マージンは，臨床的考慮や統計学的考慮に基づいて決められ，専門家の判断が必要となります．

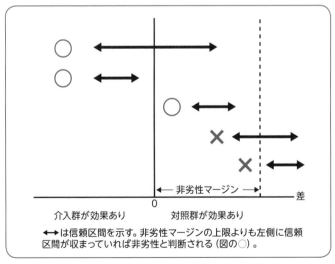

　←→は信頼区間を示す．非劣性マージンの上限よりも左側に信頼区間が収まっていれば非劣性と判断される（図の○）．

図 1-8　非劣性試験における非劣性マージン

2) 同等試験

同等試験（equivalence study）では，新しい治療法が既存の治療法よりも優れている場合もマージンに含まれます（図 1-9）．

なお，優越性試験において統計学的に有意差を認めないからといって，新しい治療法と既存の治療法は同等である，または非劣性である，といった解釈はできません．

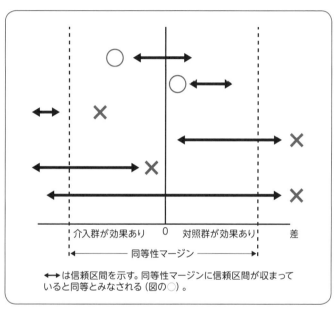

図 1-9　同等試験における同等性マージン

Case 左主幹部狭窄に対する冠動脈インターベンションと冠動脈バイパス術の比較：非劣性試験[14)]

左冠動脈主幹部狭窄に対する標準治療は冠動脈バイパス術（CABG）です．冠動脈インターベンション（PCI）は低侵襲であり，効果も CABG と同様であるという仮説が立てられ，非劣性試験が行われました．左主幹部狭窄が視覚的に 70 ％以上，あるいは血行動態で異常を認めた 50〜70 ％狭窄の患者を対象者として，PCI 群（n＝948）と CABG 群（n＝957）にランダムに割り付けました．アウトカムは，3 年後までの死亡，脳

88002-914 JCOPY

卒中，心筋梗塞の複合アウトカム（第5章参照）としました．PCIの CABGに対する非劣性マージンを4.2%としました．アウトカムの発生は，PCI群で137人（14.5%），CABG群では135人（14.1%），リスク差0.7%（信頼区間上限4.0%，$P=0.02$）であり，PCIはCABGに対して非劣性であることが示されました．

Case 子宮体癌に対する腹腔鏡手術と開腹手術の比較：同等試験[15]

　子宮体癌にする腹腔鏡手術の効果が開腹手術のそれと同等か検討されました．

　介入群を腹腔鏡手術（n=407），対照群を開腹手術（n=353），アウトカムを無病生存率（disease-free survival）としました．同等性のリスク差は，4.5年追跡して7%としました．7%は先行研究から考慮された，臨床的に許容される値とされました．

　群間の無病生存率の差は0.3%（95%信頼区間 −5.5〜6.1%）であり，同等性マージン7%の範囲内に95%信頼区間が含まれるため，両術式は同等（$P=0.007$）と判断されました．

4　RCTの欠点

　RCTにはいくつかの欠点もあります（表1-1）．

　RCTは，稀なアウトカムの検証には不向きです．アウトカムの発生率が低い場合，群間の効果の差を検出するには多くの症例数を確保する必要があります．しかし，多数の症例をリクルートすることは往々にして困難です．

　RCTは莫大な費用がかかるため，追跡期間が短くせざるを得ず，そのため真のアウトカムを捉えられず，代替アウトカムが設定されることもあります（第5章参照）．

　患者が対照群に割り付けられると，治療を受けられず不利益を被る可能性があります．また，副作用や合併症の多い治療では，むしろ治療群に割り付けられることによって不利益を被る可能性があります．

厳格な除外基準を設定することにより，対象集団が実臨床とかけ離れてしまうことも欠点です．

表1-1　ランダム化比較試験の欠点

欠点	起こりうる事態
多数の対象者を集められない	稀なアウトカムの差の検出困難
追跡期間が短い	真のアウトカムを捉えられない
除外基準が厳格	実臨床とかけ離れている
倫理的問題	対照群は治療を受けられず不利益を被る 逆に介入群は副作用や合併症による不利益を被る

88002-914 [JCOPY]

3 コホート研究

Key Point

・コホート研究は対象集団を一定期間追跡する研究である
・コホート研究には前向きコホート研究と後向きコホート研究がある
・コホート研究では発生率がわかる

1 コホート研究とは

コホート（cohort）とは本来，古代ローマの歩兵隊を指す用語です．疫学におけるコホートとは，観察の対象となるヒトの集団を意味します．コホート研究は，コホートを一定期間追跡し，疾患の発症や経過などを観察する研究です．

コホート研究というと，「多数の対象者を数十年間も追跡する大規模研究」というイメージが強いのですが，そればかりではありません．コホートの人数，追跡期間に上限も下限もありません．人数が数人であっても，追跡期間が数日であっても，その集団を追跡・観察すればコホート研究になります[16]．特定の疾患の入院患者の経過を入院期間だけ追跡しても，立派なコホート研究です．

コホート研究には，**前向きコホート研究**（prospective cohort study）と**後向きコホート研究**（retrospective cohort study）の2つが存在します（図1-10）．

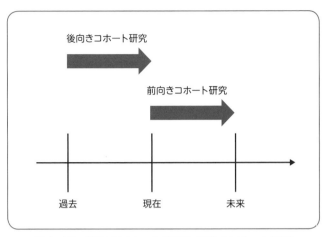

図1-10 前向きコホート研究と後向きコホート研究

2 前向きコホート研究

1）前向きコホート研究とは

　前向きコホート研究は，現在を起点にして未来に向かってコホートを追跡・観察する研究です．前向きコホート研究には大規模な**住民ベース・コホート研究**（population-based cohort study）が含まれます．

　代表的な住民ベース・コホート研究として，久山町研究やFramingham Heart Study があります．久山町研究は，1961 年から現在まで続く，福岡県糟屋郡久山町の住民を対象とする大規模疫学調査です[17]．Framingham Heart Study は，米国で 1948 年から始まった大規模疫学調査であり，世代を引き継いで現在も続いています[18]．

　しかし，住民ベース・コホート研究だけが前向きコホート研究ではありません．対象者の属性，対象者数，観察期間を問わず，現在起点でコホートを追跡すれば，すべて前向きコホート研究です．例えば，クリニックに通院する少数の患者を現在起点で追跡・観察すれば，立派な前向きコホート研究です．

①前向きコホート研究の利点

　コホート研究は，アウトカムの**発生率**（incidence）や，その原因と

88002-914 JCOPY

なる要因を研究することが得意な研究デザインです．なお，発生率とは，一定期間にどれだけのアウトカム（疾病または障害など）が発生したかを表す指標です．アウトカムの発生とその要因の時間関係が明確なため，因果の逆転（原因と結果を逆にして解釈してしまうこと）はなく，因果関係を比較的推定しやすいと言えます．**曝露**（exposure）の有無で分けた群間でアウトカム比較することができるため，**相対危険度**（relative risk）（＝**リスク比**，risk ratio）を算出することができます．

　曝露とアウトカムの内容は問われません．一般住民におけるリスク因子と疾患の発生の関連，特定の疾患を持つ患者集団におけるリスク因子と死亡の関連，特定の治療とアウトカムとの関連など，さまざまなタイプの研究に応用可能です．

　後向きコホート研究と比較した前向きコホート研究の利点として，研究を開始する前に疑わしいリスク因子をリストアップし，リスク因子の測定を計画的に実施できるため，デザインの段階で未測定交絡の問題を一定程度回避できる点です（第2章参照）．

②前向きコホート研究の欠点

　稀にしか発症しないアウトカムの発生を追跡するには，前向きコホート研究は不向きです．なぜなら，多数のコホートを追跡する必要があり，長期間コホートを維持するための費用が継続的にかかり，研究の効率が低くなるからです．

　対象者の脱落も課題です．追跡期間が長くなると，対象者と連絡が取れなくなり，追跡できなくなることがあります．脱落は評価したいアウトカムに影響を及ぼすため，脱落を考慮した統計解析が必要となります．

2) 前向きコホート研究の例

Case1 血圧の変動と認知症の関連[19)]

　久山町研究のデータを用いて，血圧の変動と認知症の関連が調べられました．60歳以上の認知症のない高齢者コホートが2007〜12年の6年

間追跡されました．対象者は血圧を 28 日間測定され，その変動幅は 4 カテゴリーに区分されました．カテゴリーごとの認知症の発症率が比較されました．その結果，血圧の変動幅が大きいほど認知症の発症率が高い傾向が認められました．

Case2 肥満は伝播するか？[20]

Framingham Heart Study の一環として，肥満が人から人へ伝播するかどうかについて調べられました．1971 年から 2003 年までの 33 年間，定期的に問診を受けた 12,067 人が対象となりました．対象者の体重増加が，その友人，兄弟，配偶者，近所の人たちの体重増加に関連するかどうかが調べられました．その結果，ある人が肥満になるとその友人も肥満になる機会が 57 ％（95 ％信頼区間 6〜123 ％）増加，兄弟も肥満になる機会が 40 ％（95 ％信頼区間 21〜60 ％）増加し，配偶者も肥満になる機会が 37 ％（95 ％信頼区間 7〜73 ％）増加しました．近所の人は肥満になる機会の増加との関連を認めませんでした．

Case3 未破裂脳動脈瘤の自然経過[21]

日本で 2001 年から 04 年に未破裂脳動脈瘤が発見された 5,720 人を対象に，前向きのコホート研究により脳動脈瘤の自然経過が追跡調査されました．期間中に 6,697 の脳動脈瘤が発見され，そのうち 91 ％は脳ドックでの MRI などで偶然に発見されたものでした．瘤径は平均 5.7 ± 3.6 mm でした．111 人の対象者の脳動脈瘤が破裂し，破裂率は 0.95 ％（95 ％信頼区間 0.79〜1.15 ％）でした．瘤径と破裂率は正の関連を認めました．中大脳動脈に比べて，後交通動脈（ハザード比 1.90，95 ％信頼区間 1.12 〜 3.21）と前交通動脈（ハザード比 2.02，95 ％信頼区間 1.13 〜3.58）は破裂とより強く関連していました．

Case4 肥満手術後の体重減少と健康状態[22]

若年者の肥満手術後 3 年間における体重減少と健康状態を調べた研究を紹介します．2007 年から 12 年の間に米国の 5 つの施設で肥満手術（Roux

88002-914 JCOPY

-en-Y バイパス術または袖状胃切除術）を受けた 19 歳以下の若年者 242 人を 3 年間追跡しました．3 年後の体重減少率は 27 %（95 %信頼区間 25〜29 %），2 型糖尿病の寛解率は 95 %（95 %信頼区間 85〜100 %），腎機能異常の寛解率は 86 %（95 %信頼区間 72〜100 %），糖尿病前症の寛解率は 76 %（95 %信頼区間 56〜97 %），高血圧の寛解率は 74 %（95 %信頼区間 64〜84 %），脂質異常症の寛解率は 66 %（95 %信頼区間 57〜74 %）でした．一方で，低フェリチン血症が 57 %（95 %信頼区間 50〜65 %）で発見されました．また，13 %（95 %信頼区間 9〜18 %）が再手術を受けました．

3 後向きコホート研究

1）後向きコホート研究とは

　過去のある時点を起点として，コホートを一定期間追跡する研究です．既に存在する健康記録や患者記録を過去の時点にまでさかのぼり，現在に向かって追跡します．コホートの人数・追跡期間に上限も下限もない点，曝露とアウトカムの内容は問われない点は，前向きコホート研究と同じです．

　例えば，特定の疾患や治療履歴を有する患者を対象にカルテ・レビューを行い，過去のある時点を起点として現在まで追跡調査すれば，立派な後向きコホート研究です．そのため，臨床家が最も取り組みやすい研究デザインの一つと言えるでしょう．

　近年隆盛しつつある大規模なリアルワールドデータ（real world data，RWD）を用いた研究も，研究デザイン上は後向きコホート研究に位置付けられる研究が多くなっています[23]．

①後向きコホート研究の利点

　既存の健康記録や患者記録を利用するため，対象者の追跡やアウトカムの測定が既に完了しており，研究にかかる経費や時間が少なくて済むことが利点です．

②後向きコホート研究の欠点

　既存の健康記録や患者記録を利用するため，研究に必要なデータがいつもそろっているわけではなく，入力されたデータの質や妥当性を担保することも難しい点が，大きな欠点です．

　例えば，過去の喫煙歴と現在の疾患の関連を調べるために，患者の過去の健康診断の記録や医療機関のカルテを参照しても，喫煙歴がきちんと記録されていないことがあります．そのためこれが未測定交絡となり，アウトカムの評価に影響を与える可能性があります（第2章2参照）．

2) 後向きコホート研究の例

Case1 抗凝固薬とプロトンポンプ阻害薬の併用と上部消化管出血の関連[24]

　抗凝固薬とプロトンポンプ阻害薬の併用療法と，入院が必要な上部消化管出血の関連を調べた研究を例に挙げます．米国のRWDの1つであるMedicareデータベースを用いて，2011年から15年の間に，アピキサバン・ダビガトラン・リバーロキサバン・ワーファリンのいずれかを開始された30歳以上の患者を対象としました．患者集団は，プロトンポンプ阻害薬を併用している群と併用していない群の2群に分けて追跡されました．アウトカムは，入院を要する上部消化管出血とされました．その結果，いずれの抗凝固薬についても，プロトンポンプ阻害薬を併用した群のほうが，入院を要する上部消化管出血が少ない傾向が認められました．

Case2 周術期の口腔ケアとがん手術後の合併症[25]

　日本のRWDの1つであるNDB（全国レセプトデータベース）を用いて，がん手術を受けた患者を対象としました．手術前に歯科医による口腔ケアを受けた群と受けなかった群の2群に分けて，術後肺炎や死亡を比較しました．509,179人の患者が組み入れられ，そのうち周術期に口腔ケアを受けた患者は81,632人（16.0％）でした．周術期口腔ケアは術後肺炎の減少（リスク差−0.48，95％信頼区間−0.64〜−0.32％）と死

88002-914 JCOPY

亡の減少（リスク差−0.12，95％信頼区間−0.17〜−0.07％）に有意
に関連していました.

Case3 重症頭部外傷患者に対する早期経腸栄養の効果[26]

　日本のRWDの1つであるDiagnosis Procedure Combination
(DPC) データを用いて，意識障害（Japan Coma Scale が30以上）の
ある頭部外傷患者を対象とし，入院2日以内に経腸栄養を始めた群と入
院3〜5日以内に経腸栄養を始めた群間で，入院中の死亡および肺炎発
症の割合が比較されました. 対象患者 3,080 人のうち，入院2日以内に
経腸栄養を始めた患者が 1,100 人，入院3〜5日以内に経腸栄養を始
めた患者が 1,980 人でした. 早期経腸栄養と入院死亡に有意な関連は認
められませんでした（リスク差−0.3％，95％信頼区間−3.7〜−
3.1％）. 一方, 早期経腸栄養は肺炎の減少と有意に関連していました（リ
スク差−3.2％，95％信頼区間−5.9〜−0.4％）.

Case4 アナフィラキシーショックを起こした患者のエピネフリン 自己注射の処方パターン[27]

　日本のRWDの1つであるJMDCデータベースを用いて，アナフィラ
キシーショックを起こした患者を対象とし，初回ショックを経験後のエピ
ネフリン自己注射の処方パターンが調べられました. アナフィラキシー
ショックを経験した 1,225 人の患者のうち，エピネフリン自己注射を 30
日以内に処方された患者は 361 人 (29.5％) でした. エピネフリン自己注
射を処方され3年間以上追跡された患者 74 名のうち，3年間で再処方を
受け続けた患者は 30 人 (40.5％) にとどまりました.

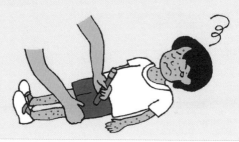

　臨床では，個々の患者の疾患の発生や予後を予測するさまざまなスコアが開発されています．スコアを計算するための統計モデルを，**臨床予測モデル**(clinical prediction model) といいます．

　臨床予測モデルを構築するためのデータとして，既存のカルテなどのデータや新規に構築された患者レジストリーのデータなどが利用されます．過去または現在を起点として一定期間追跡するため，研究デザイン上は後向きまたは前向きコホート研究に相当します．

　例えばCHA2DS2-VASc スコアは，心房細動の患者の心原性脳塞栓症の発症を予測するスコアであり，抗凝固療法を開始する目安として臨床でよく用いられています[28]．体外式膜型人工肺 (ECMO) を必要とする心筋梗塞の患者の予後を予測するために，ENCOURAGE スコアが作成されています[29]．

　予測モデルでは，多変量回帰分析を用いて，個々の患者の疾患発生や転帰の確率が計算されます．最近では，機械学習を用いて予測モデルを作成する研究も増えています[11]．

88002-914 JCOPY

4 症例対照研究

1 症例対照研究とは

　症例対照研究（ケースコントロール研究，case control study）は，
特定の集団からアウトカムが発生した対象者（症例，case）と発生し
ていない対象者（対照，control）を選び出して，曝露やリスク因子と
の関連を調べる研究です．図 1-11 は，一般集団から症例を同定し，
同じ集団から対照を 1:4 で抽出するプロセスを模式的に表した図です.

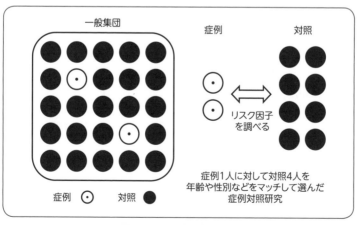

図 1-11　症例対照研究

2 症例対照研究の利点

　症例対照研究は，稀なアウトカムの研究に向いています．例えば，発症率が1万人に1人のような疾患について，前向きコホート研究でリスク因子を調べる場合，数万人から数十万人の対象者が必要です．その人数のコホートをリクルートし追跡するには莫大なコストがかかり，研究の効率は非常に低いものとなるでしょう．

　しかし症例対照研究では，着目している集団（**源集団**，source population）からまずアウトカムが発生した症例を集め，同じ集団から同数かそれ以上の対照を集めるため，調査対象のサイズが小さくて済みます．

　症例対照研究では，発生率（incidence）や有病率（prevalence）はわかりません．症例対照研究の対象となった症例と対照の患者の比率は，源集団における発生者（有病者）と非発生者（非有病者）の比率を反映していないからです．

　症例対照研究では，コホート研究で求められる相対危険度（リスク比）は計算できないものの，その代わりオッズ比を計算することができます．オッズ比は，リスク因子とアウトカムの関連の強さを表す指標のひとつです．

3 症例対照研究の欠点

　症例対照研究では，アウトカムは1つに限られます．また，サンプリングバイアスや思い出しバイアスなどのバイアスの問題も起こり得ます．

1) サンプリングバイアス

　サンプリングバイアスは，症例と対照を同定する過程で起こります．
①症例の同定におけるサンプリングバイアス

　症例の同定はその疾患を有するすべての患者集団からランダムに選ばれることが理想ですが，現実的には不可能です．症例として同定された人には，罹患しているのに診断されていない人，死亡した人が含まれていないからです．また，疾患にもよりますが，診断されていな

88002-914 JCOPY

いけれども疾患を有している人もいます.

②対照の同定におけるサンプリングバイアス

　症例対照研究では, 対照が源集団を代表していることが重要です.

　症例をある病院の入院患者から同定する場合, 源集団は「その疾患に罹患したらその病院に入院するはずであろう一般集団」です. すなわち, その病院の周囲に住む一般住民が, 源集団に近いと考えられます. したがって対照は, その病院の周囲に住む一般住民からランダムに抽出する必要があります.

　ときに行われる, 対照の誤った抽出法を説明します. 症例はある病院から同定し, 対照を同じ病院に他の疾患で入院している患者から抽出する方法を, 病院コントロール (hospital control) といいます. この場合, 対照は源集団を代表していません (図1-12). 病院に入院しているという時点で, 対照は源集団とはかけ離れています. また, 病院コントロールは, 症例と同様のリスク因子が存在している可能性が高いため, オッズ比が小さくなり, 真の関連を見落としてしまいます. 病院コントロールによるサンプリングバイアスを, 特にバークソン・バイアス (Berkson's bias) ということもあります (第2章3(3)参照).

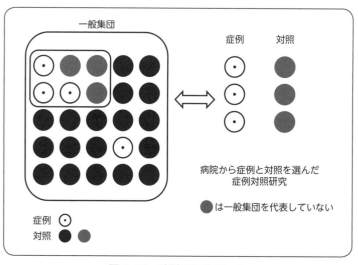

図1-12　病院コントロール

男性同性愛者における性的パートナーの人数と HIV 感染の関連[30]

　1980 年代に米国で行われた，男性同性愛者における性的パートナーの人数と HIV 感染（および AIDS 発症）の関連を調べた症例対照研究を見てみましょう．症例は HIV 感染または AIDS と診断された男性同性愛者としました．対照は 2 つの集団から選択されました．1 つ目の集団は，症例の近隣に住んでいる HIV 陰性の男性同性愛者たちです．もう 1 つの集団は，性感染症クリニックを受診した HIV 陰性の男性同性愛者たちです．結果は，性的パートナーが年間 5 人未満グループと比較した場合，年間 100 人以上グループにおける HIV 感染または AIDS 発症のオッズ比は，近所に住んでいる HIV 陰性者たちを対照とした場合では 52.0，性感染症クリニックを受診した HIV 陰性者たちを対照とした場合は 2.9 でした．

　症例の近所に住んでいる人と性感染症クリニックを受診している人では，特徴が異なります．前者が源集団を代表していることは明らかです．

2）思い出しバイアス

　思い出しバイアス（recall bias）は，過去のリスク因子への曝露状況を対象者から聞き取る際に生じます[31]．特に，症例群と対照群の間で，リスク因子となりうる曝露を思い出す程度に差が生じる際に問題になります．

　例えば，先天異常を持つ児の両親は，先天異常のない児の両親に比べて，子供の病気に関することに常により注意を払っているため，過去にかかった傷病や用いた薬剤などについて克明に記録・記憶しています．このため，見かけ上，先天異常とこれらのリスク要因の関連がより強く現れてしまうことがあります．

日焼けと悪性黒色腫の関連[32]

　1976 年から始まったある米国のコホート研究において，1982 年にコホート全員に対して，日焼けに関する以下の質問がなされました．

88002-914　JCOPY

「小児期・青年期に繰り返し日光に曝露した後，どの程度日焼けしたか？」

この質問に対して，「日焼けなし」「薄い色の日焼け」「平均的な日焼け」「濃い色の日焼け」のいずれかで回答してもらいました．

その後，1984年から86年に悪性黒色腫を発症した人を症例とし，コホート内から症例と年齢を合わせた対照をランダムに選択したコホート内症例対照研究（本章4（5）参照）が行われました．症例群と対照群に対して，再度，日光曝露後の日焼けの程度に関する質問を実施しました．

症例群34人，対照群234人について，1982年時の質問に対する回答結果と，1984～86年の回答結果が比較されました．症例群のうち，「日焼けなし」または「薄い色の日焼け」と答えた人数は，1982年時の9人から1984～86時には15人に増加しました．日焼けの程度と悪性黒色腫の関連は，1982年時の回答を基にした場合はオッズ比0.7，1984～86年時の回答を基にした場合はオッズ比1.6と変化しました．

4　マッチング

症例対照研究は年齢や性別など2，3の交絡因子のみでマッチングを行い，残りの交絡因子は後で多変量解析などで調整することが良いとされています．

多くの因子を用いてマッチングを行うことをオーバーマッチング（overmatching）といいます．オーバーマッチングは，アウトカムと関連のない因子（交絡因子でない因子）を用いてマッチングを行うことであり，検出力を減少させてしまい，真の関連を見落としてしまう可能性があります．

統計解析では，マッチされたペアを考慮した条件付きロジスティク回帰分析（conditional logistic regression analysis）が行われます．

ベンゾジアゼピンとアルツハイマー病の関連[33)]

　カナダのケベック州の公的保険データベースを用いて，アルツハイマー病と診断された 66 歳以上の症例と，アルツハイマー病ではない対照が抽出されました．性別，年齢，追跡期間をマッチした上で，データベースから 1：4 の割合で症例と対照が抽出されました．曝露はベンゾジアゼピンの使用です．条件付きロジスティック回帰分析の結果，ベンゾジアゼピンの使用がアルツハイマー病の発症と関連していることが示されました．

5 コホート内症例対照研究

　コホート内症例対照研究（nested-case control study）は，コホート集団で症例が発生した時点で，疾患が発生していない対象者を対照として選ぶ症例対照研究です[34)]．

　図 1-13 において，A 〜 G はコホートに属する各対象者を示します．この例では，A が症例となった際に，B と F が対照として選択されました．次に C が症例となった際に，D と E が対照として選択されました．最後に E が症例となった際に，D と G が対照として選択されました．D は対照として 2 回選択されていますが，問題はありません．D が 2 人いるという扱いとなります．E は，症例になる以前は対照として選択され，さらにその後症例として選択されていますが，これも問題はありません．E は症例として 1 人，対照として 1 人，あわせて 2 人いるという扱いになります．

　繰り返しますが，症例対照研究では，対照を源集団からランダムに選んでくる必要があります．源集団が地域住民である場合，その中から対照を抽出することは往々にして困難です．

　しかし，コホート内症例対照研究では，源集団は現在追跡中のコホートそのものであるため，コホート内の対象者全員の情報はほぼ得られており，対照をランダムに選択することも容易です．

　また，（例えば遺伝子検査など）曝露因子の測定にかかる費用が高

88002-914 JCOPY

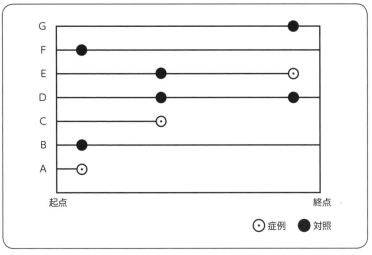

図 1-13　コホート内症例対照研究

い場合，コホート内の対象者全員にそれを行うことは非現実的です．
対象者全員の検体が事前に採取され保存されていれば，選択された症
例と対照だけ測定することにより，費用を節約できます．

> **Case** 非ステロイド性抗炎症薬 (NSAID) と心不全の関連[35]
>
> 　オランダ，イタリア，ドイツ，イギリスの 4 ヵ国のデータベースを用
> いて，18 歳以上で NSAID を 1 回でも処方された患者のコホートが作成
> されました．コホートの中で，心不全で入院した患者が症例として選択
> されました．症例が 1 人発生すると，コホート内から 100 人の対照がラ
> ンダムに選択されました．症例と対照は年齢，性別，コホートに組み入
> れられた日付でマッチされました．結果的に，症例は 92,163 人，対照
> は 8,246,403 人となりました．曝露である NSAID の使用はその時期に
> よって，①最後の処方日から 1～14 日以内 (current user)，②最後の処
> 方日から 15～183 日前 (recent user)，③最後の処方日から 184 日以
> 上前 (past user) に分類されました．
>
> 　Past user と比較して，current user は心不全と有意に関連していま
> した (オッズ比 1.19，95 ％信頼区間 1.17～1.22)．

5 自己対照研究デザイン

Key Point

- 自己対照研究デザインには，自己対照ケース・シリーズとケース・クロスオーバー・デザインなどがある
- 自己対照研究はアウトカムが発生した症例のみを対象とする
- 自己対照研究は曝露の影響のある期間とない期間を比較する

　疾患に罹患した症例のみを対象として，異なる時点での情報を対照として取り扱うことにより，曝露とアウトカムの関連を評価する手法を総称して，自己対照研究デザイン（self-controlled study design）といいます．

　自己対照研究デザインにはいくつかありますが，本書では代表的な2つの手法である**自己対照ケース・シリーズ**（self-controlled case series）と**ケース・クロスオーバー・デザイン**（case-crossover design）を紹介します．

1 自己対照ケース・シリーズ

　アウトカムが発生した人だけを対象として，各患者の曝露のある期間とない期間で，曝露因子とアウトカムの関連を調べる研究です[36]．アウトカムの発生しなかった人は対象とはなりません（図1-14）．

　注意点として，①アウトカムが反復して発生する場合，1回目の発生がその後の発生確率を変えないこと，②アウトカムの発生がその後の観察期間に影響しないこと，③アウトカムの発生がその後の曝露の確率に影響しないこと，の3点を満たしているかを評価する必要があります．

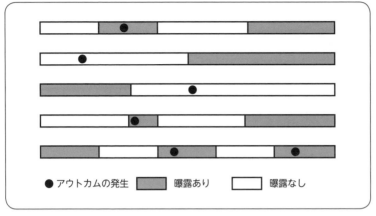

図 1-14　自己対照ケース・シリーズ

> **Case** 注意欠如・多動症（ADHD）の小児に対するメチルフェニデートと心血管イベントの関連[37]
>
> 　ADHD の小児に対してメチルフェニデートが処方されることがあります．メチルフェニデート服用後の心血管イベントの症例報告はあるものの，それらの関連は不明です．韓国の健康保険データベースを用いて行われた自己対照ケース・シリーズ研究では，17 歳以下の ADHD と診断された患児のうち，メチルフェニデートを処方され，心血管イベントを発症したことのある 1,224 人の症例が選ばれました．曝露期間はメチルフェニデートを服用している期間，対照期間はメチルフェニデートを服用していない期間としました．曝露期間と対照期間のいずれかで発症した心血管イベントの割合を比較しました．年齢や併存症，処方薬などの時間依存性交絡も調整されました．その結果，心血管イベントの一つである不整脈の発生が，メチルフェニデートと有意に関連していました（リスク比 1.61，95 ％信頼区間 1.48〜1.74）．

2 # ケース・クロスオーバー・デザイン

　症例だけを集め，アウトカム発生の直前の期間（ハザード期間，hazard period）と離れている期間（対照期間，control period）で曝露因子の影響を比較する方法です（**図 1-15**）[38]．

　注意点として，①曝露が間欠的で，その影響が一過性であること，②アウトカムの発生が稀で，曝露のない期間での発生率が一定であること，③研究期間中に曝露を受ける傾向が大きく変化していないこと，の 3 点を満たしていることが必要です．

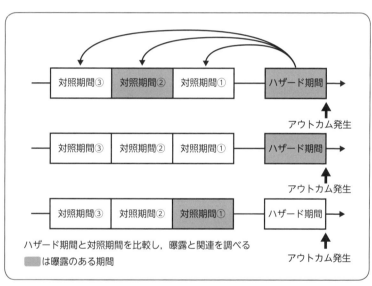

図 1-15　ケース・クロスオーバー・デザイン

Case 高齢者における短期間の大気汚染への曝露と死亡の関連[39]

　米国の Medicare のデータベースを用いて，2000〜12 年に死亡した人々を対象としたケース・クロスオーバー・デザインの研究が実施されました．曝露因子として，患者居住地域の 1 km 四方の PM 2.5 とオゾンの濃度に関するデータが取得されました．ハザード期間を死亡した日とし，対照期間を①死亡した日と同じ曜日，②死亡した日の前後の日，③

死亡した日と同じ月，としました．22,433,862 人が選択され，同数が症例日，対照日が 76,143,209 日でした．その結果，PM 2.5 濃度が 10 μg/m^3 増加すると死亡率は 1.05 %（95 %信頼区間 0.95〜1.15 %）増加し，オゾン濃度が 10 ppb 増加すると死亡率が 0.51 %（95 %信頼区間 0.41〜0.61 %）増加することが示されました．

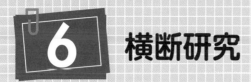

6 横断研究

Key Point

・横断研究はある 1 時点における 2 つ以上の要因の関連を調べる研究である
・横断研究では有病率はわかるものの，発生率はわからない

1 横断研究とは

　コホート研究では経時的追跡が行われます．しかし，**横断研究**（cross-sectional study）では経時的追跡が行われず，ある 1 時点のみで各因子の測定が行われます（図 1-16）．各因子やその分布を記述することに適しています．

　1 時点の記述なので，発生率（incidence）はわかりません．有病率（prevalence）がわかります．有病率とは，ある時点で疾患を有する人の全体に占める割合のことです．

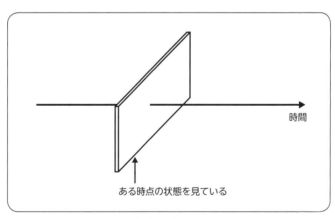

時間

ある時点の状態を見ている

図 1-16　横断研究

88002-914 **JCOPY**

> **Case** 小児のアトピー性皮膚炎の有病率
>
> 　1956 年に出版された論文では，小児のアトピー性皮膚炎の有病率は3.1 ％でしたが，2000 年から 2008 年に行われた研究ではアトピー性皮膚炎の有病率は約 12 ％でした[40,41]．このように横断研究では測定された時点での有病率を知ることができます．

2　横断研究の利点と欠点

　横断研究の利点は，アウトカム発生まで追跡しなくてよい点です．前向きでも後向きでも，コホート研究では対象集団を追跡する必要があり，対象者の脱落もあります．しかし，横断研究は 1 時点の情報のみが対象となるので，脱落を気にする必要がありません．

　欠点は，因果関係を導き出すことができない点です．1 時点の情報なので，原因と結果の時間的関係は明確ではありません．また，稀少疾患では多数の対象者を必要とすることも欠点の 1 つです．

　一定の間隔をあけて連続的に行われる横断研究を，**連続横断研究**（repeated cross-sectional study，あるいは serial prevalence study）と言います（図 1-17）．連続横断研究は，同一個人を経時的に追跡しているわけではありませんので，コホート研究とは異なります．毎回

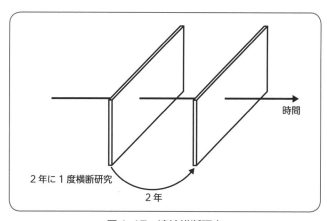

図 1-17　連続横断研究

新たな集団をサンプリングしているので，毎回，年齢や性別などの集団特性が異なります．

> **Case** 慢性腎不全の有病率を経時的に調べた横断研究[42]
>
> National Health and Nutrition Examination Survey という米国で2年に一度行われている調査を用いて，慢性腎不全の患者数が算出されました．通常の横断研究と異なるのは，2年ごとの慢性腎不全患者数の推移を示している点です．

3 診断研究

検査などの診断法の精度を評価する研究を**診断研究**（diagnostic study）といい，臨床疫学の研究分野の1つです．診断研究は，研究デザイン上は横断研究に該当します．

診断研究には，①診断の正確性，②診断の再現性，③診断の臨床判断における有用性，に関する研究などがあります．

1) 診断の正確性

新しい検査法がゴールド・スタンダードである検査法と比較して，正確性（accuracy）がどの程度であるかを評価する研究です．結果が陽性・陰性の2値をとる検査法では，**感度**（sensitivity）（疾患のある患者のなかで，検査が陽性になる割合），**特異度**（specificity）（疾患のない患者のなかで，検査で陰性になる割合），**陽性的中率**（positive predictive value）（検査が陽性だった場合，真の陽性の確率），**陰性的中率**（negative predictive value）（検査が陰性だった場合，真の陰性の確率）などについて，2つの検査法の間で比較します．

検査結果が連続値をとる場合，横軸に偽陽性率（= 1 − 特異度），縦軸に陽性率（= 感度）をとる **ROC 曲線**（receiver operating curve）を描き，**曲線下面積**（area under curve, AUC）の大きさで検査法の識別能を比較します（図 1-18）．AUC は 0.5～1 の値をとります．ROC 曲線が原点を通る傾き 1 の直線と一致するとき AUC = 0.5 となり，識別能がまったくないことを意味します．AUC が 1 に近いほど，識別

88002-914 JCOPY

能は高く，優れた検査法といえます．

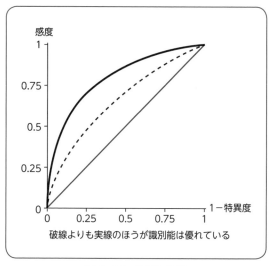

図 1-18　ROC 曲線

2）診断の再現性

①観察者間変動と観察者内変動

　診断は**再現性**（reliability）が重要です．しかし診断はいつ，どこで，だれが行ったかで結果が異なることがあります．例えば，研修医が行う超音波検査とベテラン医師が行う超音波検査では，異常を検出する程度に差があるかもしれません．これを**観察者間変動**（interobserver variability）といいます．

　また，同じ観察者であっても毎回同じ結果を出すとは限りません．放射線科医に胸部 X 線を一度読影した結果と，期間を開けて同じ胸部 X 線を読影してもらった結果は必ずしも一致しないかもしれません．これを**観察者内変動**（intraobserver variability）といいます．

　観察者間変動や観察者内変動が大きく，再現性が悪い検査は医学的には有用ではないため，検査方法を改善するか，別の検査法を用いる必要があります．

②κ 係数

　再現性の研究では，ゴールド・スタンダードは必要ありません．

再現性の評価には，検査結果がカテゴリー変数（2値変数を含む）の場合，以下の **κ (カッパ) 係数** (kappa coefficient) を用います．

$$\kappa\,\text{係数}=((\text{観察された一致率})-(\text{偶然の一致率}))\,/\,(1-(\text{偶然の一致率}))$$

κ 係数は −1 から 1 の値をとり，−1 は完全不一致，1 は完全一致です．0 は偶然と同じです．一般的に，κ 係数が 1 から 0.8 ではほぼ完全一致，0.6 から 0.8 で一致率が高いという評価になります．

表 1-2 κ 係数の計算例

検査法 A		検査法 B		計
		正	誤	
検査法 A	正	700	50	750
	誤	150	100	250
計		850	150	1000

表 1-2 において，検査法 A と検査法 B 間の診断の一致度を，κ 係数を用いて調べてみましょう．

観察された一致率 $= (700 + 100)\,/1000 = 0.800$

A が正と診断し，B が偶然正と診断する確率

$= (750/1000) \times (850/1000) = 0.6375$

A が誤と診断し，B が偶然誤と診断する確率

$= (250/1000) \times (150/1000) = 0.0375$

A と B の診断が，偶然一致する確率

$= 0.6375 + 0.0375 = 0.675$

κ 係数 $= (0.800 - 0.675)\,/\,(1 - 0.675) = 0.385$

3) 診断の臨床判断における有用性

ある検査で得られる情報が，病歴・身体所見や他の簡易な検査で得られる情報以上のものでなければ，その検査は臨床判断に寄与しません．このため，個々の検査の実施が臨床判断にどれだけ寄与するかを評価する必要があります．

88002-914 JCOPY

Case 骨盤部の銃創に対する検査の臨床判断における有用性[43)]

　15 歳以上の骨盤部の銃創患者のなかで，CT，膀胱造影，内視鏡検査，直腸診，肉眼的血尿，顕微鏡的血尿を行った患者を対象とし，それぞれの検査の感度，特異度，陽性的中率，陰性的中率を算出し，診断・治療アルゴリズムを作成しました．

　直腸診は感度が低く，顕微鏡的血尿は特異度が低かったため，アルゴリズムから除外されました．最初に CT 検査を行い，陽性であった場合はすぐに治療，陰性であった場合は退院，というアルゴリズムが作成されました．CT 所見が陽性・陰性どちらとも言い難い場合，腸管ならば 24 時間経過観察，直腸ならば内視鏡検査を行って陽性の場合は治療，陰性の場合は退院とされました．膀胱ならば肉眼的血尿が陰性の場合は退院，陽性の場合は膀胱造影を続けて行い，陽性の場合は治療，陰性の場合は退院としました．

発展学習　生態学的研究

　生態学的研究（ecological study）は，個人を対象とするのではなく，地域を対象とし，地域レベルでの要因と曝露の関連を評価する研究です[44)]．生態学的研究では，要因と曝露の関連を示すことはできても，因果関係を明らかにすることはできません．

Case 水道水の硬度と脳卒中発生の関連[45)]

　大阪府を市町村ごとに 44 の地域に分け，地域ごとに水道水の硬度が調べられました．なお水道水の硬度はマグネシウムとカルシウムの含有量が，46.5 mg/L 未満，46.5〜51.9 mg/L，52.0 mg/L 以上の 3 つのカテゴリーに分けられ，各カテゴリーにおける脳卒中の発生率が調べられました．その結果は，硬度の低い水道水（軟水）と脳卒中の低い発症率の間に関連があることがわかりました．

7 システマティック・レビュー

Key Point

- レビューにはナラティブ・レビューとシステマティック・レビューがある
- 異質性の検定には Cochran's Q test と I^2 値が用いられる
- メタ・アナリシスでは結果を統合したフォレスト・プロットが示される
- 結果の統合方法には，固定効果モデルとランダム効果モデルがある
- ファンネル・プロットにより出版バイアスの有無が確認される

1 システマティック・レビューとは

　レビューとは，その分野の専門家たちが既報の論文等を渉猟し，既存のエビデンスを要約した論文です．レビューには大きく分けて，**ナラティブ・レビュー**（narrative review）と**システマティック・レビュー**（systematic review）があります（図 1-19）.

　ナラティブ・レビューは，あるテーマに対して専門家たちが既報の文献の内容をまとめたものであり，形式は自由です.

　システマティック・レビューは，ある臨床的疑問に対して定式化された方法で既存の研究を集めて，総合的に結論を導く研究です．システマティック・レビューでは，**メタ・アナリシス**（meta-analysis）が行われることがあります．メタ・アナリシスは，多くの研究結果を統合する分析手法を指します．メタ・アナリシスは，RCT やコホート研究などの単独の研究とは効果の推定方法などが異なり，出版バイアスや研究間の異質性なども評価します.

　コクラン・ライブラリー（Cochrane Library）は，システマティック・レビューを多く発表しています[46)].

88002-914 JCOPY

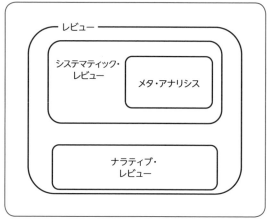

図 1-19　レビューの分類

2　メタ・アナリシスの読み方

　以下では，メタ・アナリシス論文を読みこなすうえでの注意点を列挙します．

1）異質性の検定

　メタ・アナリシスでは，臨床的疑問を満たす研究を集めて，結果を統合します．各研究は対象集団も違えば，プロトコールも異なり，まったく同一の内容の研究はありません．このため，研究結果を単純にまとめることはできません．

　集められた複数の研究の**異質性**（heterogeneity）を検定するには，Cochran's Q test と I^2 値が用いられます[47]．

　Cochran's Q test の帰無仮説は「すべての研究の治療効果は一定である」，対立仮説は「すべての研究の治療効果は一定ではない」です．Cochran's Q test で帰無仮説が棄却されれば，複数の研究は異質であると判断されます．

　一方，I^2 値は研究同士のばらつきを見る指標であり，0 から 100 ％の値をとります．25 ％以下では異質性が少ない（absence），50 ％以下で中等度（moderate），75 ％以下で大きい（large），100 ％以下では甚だしい（extreme），とされます．Cochran's Q test も I^2 値も研究の

数が少ないと検出力が低下することに注意が必要です.

2) 結果の統合

　研究ごとにサンプル数が異なるので，各研究に重みを付けて推定値を算出します. 重みは各研究の分散の逆数です. 大規模な研究は分散が小さく，規模が小さい研究は分散が大きいため，規模が大きい研究ほど重みが大きく，小規模研究ほど重みが小さくなります.

　メタ・アナリシスでは，集められた研究の結果を統合した**フォレスト・プロット** (forest plot) を示すことがあります (図1-20)[48]. 各研究の推定値を四角や点，信頼区間を棒線で表します. 統合した結果はダイヤで示されます.

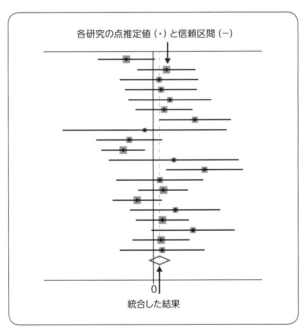

図1-20　フォレスト・プロット

3) 固定効果モデルとランダム効果モデル

　研究結果を統合する方法には，**固定効果モデル** (fixed effect model) と**ランダム効果モデル** (random effect model) の2種類が存在します.

88002-914 **JCOPY**

どちらのモデルで結果が算出されたか記載されます（図1-21, 22）[49].

　固定効果モデルでは，真の効果は1つの値に決まっていて，各研究の結果は偶然にばらついていると想定されます．

　一方，ランダム効果モデルでは，真の効果はある分布に従っていると想定されます．結果のばらつきは偶然による誤差だけでなく，研究ごとの偏りも考慮に入れています．ランダム効果モデルは，各研究の異質性を考慮に入れたモデルと言えます．

　メタ・アナリシスでは固定効果モデルよりも，ランダム効果モデルを採用している研究が多くなっています．固定効果モデルの分散は研究の分散のみです．一方，ランダム効果モデルの分散は，研究内の分散と研究間の分散を合わせた分散です．ランダム効果モデルの分散は固定効果モデルの分散よりも大きくなり，信頼区間が広くなります．つまり，統計学的有意差がつきにくくなります．

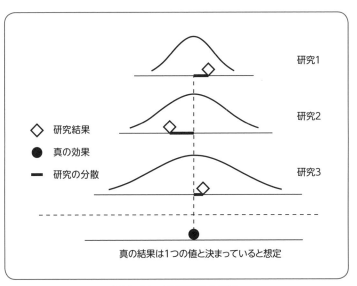

図1-21　固定効果モデル

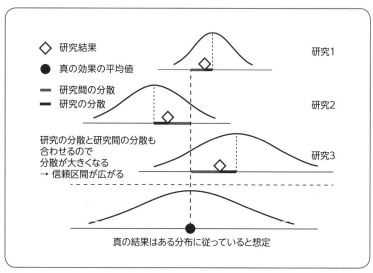

図 1-22　ランダム効果モデル

4) 出版バイアス

　メタ・アナリシスでは，**出版バイアス** (publication bias) を必ず評価します．

　治療効果のない研究は，ジャーナルに出版されにくい，あるいはそもそも投稿されない傾向にあります．メタ・アナリシスは主にジャーナルに出版された研究のみが対象になります．このため，出版されていない研究を考慮に入れていない結果を示す可能性があります．これが出版バイアスです．

　出版バイアスの有無を確認する方法の一つに，**ファンネル・プロット** (funnel plot) があります[49]．ファンネル・プロットでは，X軸に治療効果，Y軸に研究のサイズの指標 (サンプルサイズ, 分散, 重みなど) が図示されます．

　ファンネルとは漏斗という意味です．プロットが逆さにした漏斗のような形に描画されていると，出版バイアスが小さいと考えられます．点の集まりが非対称の場合，出版バイアスの可能性が示唆されます (図1-23)．

88002-914 JCOPY

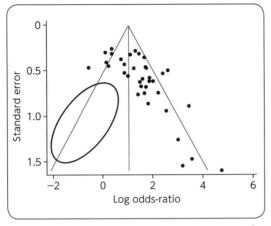

図 1-23　出版バイアスの可能性のあるファンネル・プロット

5) garbage in garbage out

　メタ・アナリシスの欠点は，質の良い研究を集められないときにおこります．質の悪い研究を集めて，正しい方法でメタ・アナリシスを行っても，それは良いメタ・アナリシスではありません．そのようなメタ・アナリシスは garbage in garbage out（ゴミを入れても，ゴミしか出ない）と称されます．

Case 新興ウイルス感染症とその予防法（物理的距離）

　SARS，MERS，COVID-19 の予防法と感染リスクに関連する研究を収集し統合しました[50]．異質性の検定は I^2 で評価しました．ウイルスのタイプによってサブグループ解析を行い，関連についてはランダム効果モデルで評価しました．

　44 研究がメタ・アナリシスの組み入れ基準を満たしました．バイアスのリスクは低から中等度でした．1 m 以上離れることは，感染の減少に関連していました（リスク比 0.30，95 ％信頼区間 0.20 ～ 0.44）．異質性について，$I^2 = 73$ ％となりました．ファンネル・プロットは左右対称に近く，出版バイアスは小さいとみられました．

メタ・アナリシスには，応用的な方法もあります．用量反応メタ・アナリシス（dose-response meta-analysis），個票データに基づくメタ・アナリシス（meta-analysis of individual participant data），ネットワーク・メタ・アナリシスなどです．

1）用量反応メタ・アナリシス

曝露の量が研究ごとに異なる研究を集めたメタ・アナリシスです．曝露の量が異なれば，有効性も異なります．用量反応メタ・アナリシスでは，曝露の量の違いによってどれだけアウトカムが変化するか評価します[51]．

また，アウトカムを曝露量で回帰したメタ回帰（meta-regression）も用量反応メタ・アナリシスの1つです．

> **Case** 新興ウイルス感染症とその予防法（物理的距離）
>
> 前項で紹介した新興ウイルス感染症とその予防法の例でも，メタ回帰を行っています[50]．物理的距離1mあたり感染のリスク比が2.2（95％信頼区間1.08〜3.76）下がることが示されました．

2）個票データに基づくメタ・アナリシス

収集した研究の対象者の個人データを集めて再解析したメタ・アナリシスです[52]．個票を使用するという点では，研究結果を統合した通常のメタ・アナリシスよりも，特定のサブグループ解析が可能，欠測データがわかるなどの利点が多く，メタ・アナリシスのゴールドスタンダードになりつつあります．

しかし，通常のメタ・アナリシス同様に，出版バイアスの可能性や，著者と連絡が取れずに個人データの利用ができないことに起因する選択バイアスなどの注意点があります．

> **Case** 高齢者に対するスタチンの効果と安全性[53]
>
> LDLコレステロールを下げる介入を行い，1,000人以上の対象者がいて

88002-914 JCOPY

2年以上追跡しているランダム化比較試験を組み入れました．アウトカムは，冠動脈イベント，冠動脈再建術，脳卒中の複合アウトカムとしました．年齢階級別のスタチンの効果を調べるためにサブグループ解析を行いました．個人データを入手できた研究は28で，186,854人の対象者が組み入れられ，そのうち75歳以上は14,483人でした．全年齢でスタチンは複合アウトカムを減少させました．スタチンによるLDLコレステロール1mmol/L減少ごとに21％の複合アウトカムが認められました（リスク比0.79，95％信頼区間0.77〜0.81）．加齢によりスタチンの効果は減少する傾向が認められたものの，有意差は認められませんでした．

3) ネットワーク・メタ・アナリシス

　複数の治療の効果を比較する際に用いられる方法です[54]．例えば，治療A，B，Cがあり，AとCの効果を比較したいのに，AとB，BとCを直接比較した研究しかない場合があります．ネットワーク・メタ・アナリシスを用いると，AとB，BとCの直接比較の研究を基に，AとCの効果を間接的に比較することができます．

　また，推定精度や検出力の向上，治療の順位付けができるなどの利点があります．直接比較の結果と間接比較の結果の一致性（consistency）を要件とします．直接比較でAがBより優れ，BがCより優れているのに，間接比較でAがCより優れていない場合は一致性が保たれていません．

Case 分娩導入における子宮頸管熟成の方法の比較[55]

　分娩の導入における子宮頸管熟成の方法には，経腟ミソプロストール，経腟ジノプロストン，Foleyカテーテル，経口ミソプロストール，子宮頸管内ジノプロストンなどがあります．これらのうち最適な方法を，ネットワーク・メタ・アナリシスを用いて検討しました．アウトカムを24時間以内の分娩の失敗などとする複数の子宮頸管熟成の方法を比較検討した96のランダム化比較試験が収集され，ネットワーク・メタ・アナリシスを用いて直接比較と間接比較が行われました．

経腟ミソプロストールは，経腟ジノプロストン，Foley カテーテル，経口ミソプロストールおよび子宮頸管内ジノプロストンと比較して，24時間以内の分娩の失敗を有意に減少しました．経腟ジノプロストンは，経口ミソプロストールおよび子宮頸管内ジノプロストンと比較して有意に24時間以内の分娩の失敗を減らしました．Foley カテーテル，子宮頸管内ジノプロストン，経口ミソプロストールの間では有意差は認められませんでした．

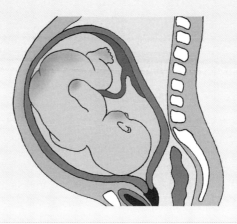

88002-914 JCOPY

📖 参考文献

1) Murad MH, Asi N, Alsawas M, et al.：New evidence pyramid. Evid Based Med 21（4）：125-127, 2016

2) Mascha EJ, Vetter TR：Significance, errors, power, and sample size：the blocking and tackling of statistics. Anesth Analg 126（2）：691-698, 2018

3) ロバート・フレッチャー，スーザン・フレッチャー著，福井次矢訳：臨床疫学－EBM実践のための必須知識　第2版－．メディカルサイエンスインターナショナル，東京，pp135-136, 2006

4) スティーブン・B・ハリー，スティーブン・R・カミングス著，木原雅子，木原正博訳．医学的研究のデザイン　第4版－研究の質を高める疫学的アプローチ－．メディカルサイエンスインターナショナル，東京，pp169-171, 2014

5) Dellinger RP, Bagshaw SM, Antonelli M, et al.：Effect of Targeted Polymyxin B Hemoperfusion on 28-Day Mortality in Patients with Septic Shock and Elevated Endotoxin Level：The EUPHRATES Randomized Clinical Trial. JAMA. 320（14）：1455-1463, 2018

6) Sedgwick P.：Intention to treat analysis versus per protocol analysis of trial data. BMJ 350：h681, 2015

7) Perkin MR, Logan K, Tseng A, et al.：Randomized trial of introduction of allergenic foods in breast-fed infants. N Engl J Med 374（18）：1733-1743, 2016

8) Dimairo M, Pallmann P, Wason J, et al.：The Adaptive designs CONSORT Extension（ACE）statement：a checklist with explanation and elaboration guideline for reporting randomised trials that use an adaptive design. BMJ 369：m115, 2020

9) Cruz DN, Antonelli M, Fumagalli R, et al.：Early use of polymyxin B hemoperfusion in abdominal septic shock：the EUPHAS randomized controlled trial. JAMA 301（23）：2445-2452, 2009

10) Meurer WJ, Lewis RJ.：Cluster randomized trials：Evaluating treatments applied to groups. JAMA 313（20）：2068-2069, 2015

11) 康永秀生，山名隼人，岩上将夫：超絶解説 医学論文の難解な統計手法が手に取るようにわかる本．金原出版，東京，第9章，2019

12) Victor RG, Lynch K, Li N, et al.：A cluster-randomized trial of blood-pressure reduction in black barbershops. N Engl J Med 378（14）：1291-1301, 2018

13) Ranstam J, Cook JA：Non-inferiority and equivalence trials. Br J Surg 104（11）：1578-1579, 2017

14) Stone GW, Sabik JF, Serruys PW, et al.：Everolimus-eluting Stents or bypass surgery for left main coronary artery disease. N Engl J Med 375（23）：2223-2235, 2016

15) Janda M, Gebski V, Davies LC, et al.：Effect of total laparoscopic hysterectomy vs total abdominal hysterectomy on disease-free survival among women with stage i endometrial cancer：a randomized clinical trial. JAMA 317（12）：1224-1233, 2017

16) Song JW, Chung KC.：Observational studies：cohort and case-control studies. Plast Reconstr Surg 126（6）：2234-2242, 2010

17) 久山町研究（http://www.hisayama.med.kyushu-u.ac.jp/about/index.html）

18) Framingham Heart Study（https://framinghamheartstudy.org/fhs-about/）

19) Oishi E, Ohara T, Sakata S, et al.：Day to Day Blood Pressure Variability and Risk of Dementia in a General Japanese Elderly Population：The Hisayama Study. Circulation 136（6）：516-525, 2017

20) Christakis NA, Fowler JH：The spread of obesity in a large social network over 32 years. N Engl J Med 357（4）：370-379, 2007

21) UCAS Japan Investigators, Akio Morita, Takaaki Kirino, et al.：The natural course of unruptured cerebral aneurysms in a Japanese cohort. N Engl J Med 366：2474-2482, 2012

22) Inge TH, Courcoulas AP, Jenkins TM, et al.：Weight Loss and Health Status 3 Years after Bariatric Surgery in Adolescents. N Engl J Med 374（2）：113-123, 2016

23) 康永秀生，田上　隆，大野幸子：超入門！ スラスラわかるリアルワールドデータで臨床研究，金芳堂，京都，2019

24) Ray WA, Chung CP, Murray KT, et al.：Association of Oral Anticoagulants and Proton Pump Inhibitor Cotherapy with Hospitalization for Upper Gastrointestinal Tract Bleeding. JAMA 320（21）：2221-2230, 2018

25) Ishimaru M, Matsui H, Ono S, et al.：Preoperative oral care and effect on postoperative complications after major cancer surgery. Br J Surg 105（12）：1688-1696, 2018

26) Ohbe H, Jo T, Matsui H, et al.：Early enteral nutrition in patients with severe traumatic brain injury：a propensity score-matched analysis using a nationwide inpatient database in Japan. Am J Clin Nutr 111（2）：378-384, 2020

27) Nakajima M, Ono S, Michihata N, et al.：Epinephrine autoinjector prescription patterns for severe anaphylactic patients in Japan：a retrospective analysis of health insurance claims data. Allergol Int 69（3）：424-428, 2020

28) Lip GYH, Nieuwlaat R, Pisters R, et al.：Refining clinical risk stratification for predicting stroke and thromboembolism in atrial fibrillation using a novel risk factor-based approach：the Euro Heart Survey on atrial fibrillation. Chest 137（2）：263-272, 2010

29) Muller G, Flecher E, Lebreton G, et al.：The ENCOURAGE mortality risk score and analysis of long-term outcomes after VA-ECMO for acute myocardial infarction with cardiogenic shock. Intensive Care Med 42（3）：370-378, 2016

30) Moss AR, Osmond D, Bacchetti P, et al.：Risk factors for AIDS and HIV seropositivity in homosexual men. Am J Epidemiol 125（6）：1035-1047, 1987

31) 若井健志，大野良之：バイアスの種類とその対策（1）．日本循環器管理研究協議会雑誌 34（1）：42-45, 1999

32) Weinstock MA, Colditz GA, Willet WC, et al.：Recall（report）bias and reliability in the retrospective assessment of melanoma risk. Am J Epidemiol 133（3）：240-245, 1991

33) De Gage SB, Moride Y, Ducruet T, et al.：Benzodiazepine use and risk of Alzheimer's disease：Case-control study. BMJ 349：g5205, 2014

88002-914 JCOPY

34）Essebag V, Genest J, Suissa S, et al.：The nested case-control study in cardiology. Am Heart J 146（4）：581-590, 2003

35）Arfè A, Scotti L, Varas-Lorenzo C, et al.：Non-steroidal anti-inflammatory drugs and risk of heart failure in four European countries：nested case-control study. BMJ 354：i4857, 2016

36）Petersen I, Douglas I, Whitaker H：Self controlled case series methods：an alternative to standard epidemiological study designs. BMJ, 354：i4515, 2016

37）Shin J-Y, Roughead EE, Park B-J, et al.：Cardiovascular safety of methylphenidate among children and young people with attention-deficit/hyperactivity disorder（ADHD）：nationwide self controlled case series study. BMJ i2550, 2016

38）Maclure M：The case-crossover design：a method for studying transient effects on the risk of acute events. Am J Epidemiol 185（11）：1174-1183, 2017

39）Di Q, Dai L, Wang Y, et al.：Association of short-term exposure to air pollution with mortality in older adults. JAMA 318（24）：2446-2456, 2017

40）Hanifin JM：Atopic dermatitis. J Am Acad Dermatol 6（1）：1-13, 1982

41）Katayama I, Aihara M, Ohya Y, et al.：Japanese guidelines for atopic dermatitis 2017. Allergol Int 66（2）：230-247, 2017

42）Murphy D, McCulloch CE, Lin F, et al.：Trends in prevalence of chronic kidney disease in the United States. Ann Intern Med 165（7）：473-481, 2016

43）Schellenberg M, Inaba K, Priestley EM, et al.：The diagnostic yield of commonly used investigations in pelvic gunshot wounds. J Trauma Acute Care Surg 81（4）：692-698, 2016

44）Rothman KJ, Greenland S, Lash TL：Modern Epidemiology. LWW, Philadelphia, Chapter 25, 2012

45）Miyake Y, Iki M：Ecologic study of water hardness and cerebrovascular mortality in Japan. Arch Environ Health 58（3）：163-166, 2003

46）Cochrane.org（https://www.cochrane.org/ja/evidence）

47）Hoaglin DC：Misunderstandings about Q and "Cochran's Q test" in meta-analysis. Stat Med 35（4）：485-495, 2016

48）Crowther M, Lim W, Crowther MA：Systematic review and meta-analysis methodology. Blood 116（17）：3140-3146, 2010

49）Barili F, Parolari A, Kappetein PA, et al.：Statistical primer：heterogeneity, random- or fixed-effects model analyses？ Interact Cardiovasc Thorac Surg 27（3）：317-321, 2018

50）Chu DK, Akl EA, Duda S, et al.：Physical distancing, face masks, and eye protection to prevent person-to-person transmission of SARS-CoV-2 and COVID-19：a systematic review and meta-analysis. Lancet 395（10242）：1973-1987, 2020

51）Nakagawa S, Noble DWA, Senior AM, et al.：Meta-evaluation of meta-analysis：ten appraisal questions for biologists. BMC Biol 15（1）：1-14, 2017

52）野間久史：Individual Participant Date に基づくメタアナリシス．統計数理 62（2）：313-328, 2014

53）Armitage J, Baigent C, Barnes E, et al.：Efficacy and safety of statin therapy in older people : a meta-analysis of individual participant data from 28 randomised controlled trials. Lancet 393 (10170) : 407-415, 2019

54) Shim S, Yoon B-H, Shin I-S, et al. : Network meta-analysis : application and practice using Stata. Epidemiol Health 39 : e2017047, 2017

55) Chen W, Xue J, Peprah MK, et al. : A systematic review and network meta-analysis comparing the use of Foley catheters, misoprostol, and dinoprostone for cervical ripening in the induction of labour. BJOG 123 (3) : 346-354, 2016

88002-914 JCOPY

第 2 章

誤　　差

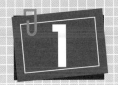

誤差の分類

Key Point

・観察された結果と真の結果の差は「誤差」と呼ばれ，系統誤差と偶然誤差
に大別できる
・系統誤差はバイアスとも呼ばれ，交絡，選択バイアス，情報バイアスの
3つに大別される

1 誤差とは？

　疫学研究では，研究対象集団における「曝露と疾病の関連」や「治療
などの介入とアウトカムの関連」について妥当な推論を行うことを目
指します[1].

　医学論文で示された結果を信用しても良いかどうか判断するために
は，研究で生じる**誤差**（error）についての理解が不可欠です.

　観察結果と真の結果の差は誤差と呼ばれます. 誤差は**系統誤差**
（systematic error）と**偶然誤差**（random error）の2つに大別されます[1].
系統誤差は**バイアス**（bias）とも呼ばれ，真の結果から系統的に起こるず
れを意味します. 偶然誤差は，真の結果が偶然に歪んで結果がばらつく
ことを言います. 統計解析によってその程度を把握することが可能です.

　観察された結果は，真の結果と系統誤差と偶然誤差を用いて，図の
ような単純な式で表すことができます（**図 2-1**）.

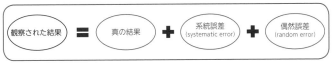

図 2-1　観察された結果，真の結果，系統誤差，偶然誤差の関係性[6]

2 系統誤差の区分

　バイアスはさらに交絡，選択バイアス，情報バイアスの3つに大別されます（**図2-2**）．これらのバイアスを細かく分類すると，35や70近くに分類されることもあります[2,3]．

　医学研究はバイアスとの戦いといっても過言ではありません．どのようにバイアスに対処しているのか確認をすること，またどのようなバイアスが生じている可能性があるかを検討することが，医学研究を行う上でも医学論文を読む上でも重要です．

　バイアスのうち，交絡は研究デザインの段階で制御する方法と解析段階で制御する方法があります[4,5]．選択バイアスと情報バイアスは，研究デザインで制御する必要があります[6]．

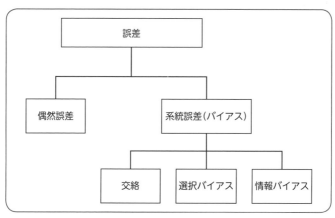

図 2-2　誤差の分類

2 交絡

Key Point

- 交絡とは曝露とアウトカムの関連に影響を与え，真の関連とは異なった
結果をもたらす状況である
- 治療効果を検証する観察研究では適応による交絡が問題となる
- ランダム化は，交絡をデザインの段階で制御する方法である
- 交絡を統計解析の段階で制御する方法には，層別解析，多変量回帰分析，
傾向スコア分析，操作変数法などがある

1 交絡とは？

交絡（confounding）とは興味のある曝露とアウトカム発生の関連に影響を与えて，真の関連とは異なった結果をもたらす状況を指し，このような状況を生む要因を**交絡因子**（confounding factor）と呼びます．

医学研究においては，バイアスの中でも特に，交絡を制御することが最も重要といわれます．

例えば，コーヒー摂取と肺がん発生の関連について研究を行い，この2つの要因に関連が認められたとします（**図 2-3a**）．しかし，一般的にコーヒー摂取は喫煙とも関連します（コーヒー摂取者には喫煙者が多い）．そのため，コーヒー摂取と肺がん発生の間に見られた関連は見せかけのもので，喫煙による影響が隠れていたのです（**図 2-3b**）．

実際に，これまでの知見ではコーヒーとがん発生の間に関連はないとされているにもかかわらず[7]，このような見せかけの関連が起こります．

88002-914 **JCOPY**

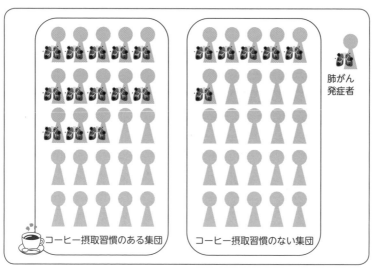

図 2-3a　コーヒーと肺がんの見せかけの関連

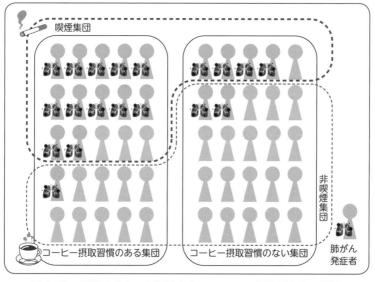

図 2-3b　喫煙の有無で層別化した，コーヒーと肺がんとの関連

　交絡を起こす条件には以下の3つがあります[1](図2-4).

①交絡因子が，アウトカムのリスク因子であること（喫煙は肺がんを起こすリスク因子である）

②交絡因子が曝露と関連があること（喫煙者にはコーヒー愛好家が多い）

③交絡因子が曝露とアウトカムの間の中間因子ではないこと（コーヒー摂取によって喫煙をするわけではない）

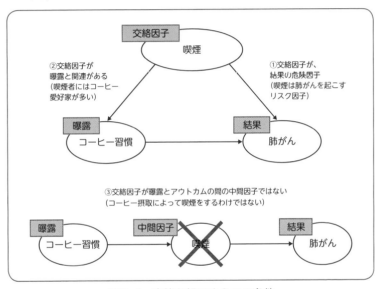

図2-4　交絡を起こす3つの条件

　特に治療の効果などを検証する観察研究において最も問題になるのは，**適応による交絡**（confounding by indication）です．これは臨床的特徴（例えば，疾患の重症度）が治療にもアウトカムにも影響を与える場合に発生します．より重症な患者は集中的な治療を受ける可能性があります．そのため，より集中的な治療を受けた患者群のほうがそうでない患者と比較して悪いアウトカムと関連するように見えてしまいます．ここで疾患の重症度は治療選択とアウトカムの両方に影響を与え，治療とアウトカムの中間因子ではないので，交絡因子の基準を満たしています．

　交絡は研究上関心のある曝露とアウトカムの真の関連を歪めてしま

88002-914 JCOPY

います．そのため，論文を読む際には，方法の欄に交絡因子への対処に関する記載が書かれているかどうかをしっかりと見極めなければなりません．

　研究対象となった特定の治療はなぜ選択されたのか？　そのような治療の選択に影響する要因が，同時にアウトカムにも影響しているかどうか，気を配る必要があります．

3　交絡への対処〜ランダム化

　交絡は，研究デザインの段階，あるいは統計解析の段階で一定程度制御することが理論上可能です．

　交絡に対する研究デザイン段階での対処法としてランダム化，限定，マッチングという方法があります[5]．そのなかでよく用いられる方法はランダム化です．ランダム化によって，観察されていない要因や未知の要因による交絡も最小化され，介入の有無以外のすべての要因が介入群と対照群の間で均等になることが期待されます．

　しかし，ランダム化も完璧な方法ではありません．まず，対象患者数が少ないランダム化比較試験では両群の間に不均衡が生じる可能性が十分にあります．介入以外の群間の不均衡は，サンプルサイズが大きくなるにつれてその可能性は少なくなります．しかし，両群の不均衡をなくすためにサンプルサイズがどの程度大きければ良いかについては明らかでありません[8]．

　次に，割り付け後の脱落による**参加者減少バイアス**（attrition bias）が生じる可能性があります（本章3（1）参照）．特にアウトカムと関連した治療の中止や治療不遵守では交絡が生じる可能性があるため，特に注意が必要です．

　交絡に関連してランダム化比較試験の論文を読む上で注意すべき点は，以下の4点です．
①厳密なランダム化が行われたか？
②ランダム化によって群間の背景情報は似通ったものになっているか？

③研究終了までに脱落が起こったとしても両群のベースラインの特性は保たれていたか？

④ランダム化の利点が失われないように治療企図分析（ITT）が行われているか？

4 交絡への対処〜統計解析による制御

　研究テーマによっては，ランダム化が実行できないことがあります．倫理的に許容されないテーマ，大規模な症例数や長期の観察期間を要するために費用が莫大となるテーマでは，ランダム化比較試験は実行できません．

　観察研究では，必ずといってよいほど比較する2群間で交絡因子や予後因子の分布に違いが生じます．そのため交絡の影響は統計解析によって制御する必要があります．統計解析による交絡の制御方法として，層別解析，多変量回帰分析，傾向スコア分析，操作変数法などが利用されます[9]．

1）層別解析（stratified analysis）

　交絡因子の有無で対象者を層に分け，各層ごとに群間の比較を行うための解析を行い，層ごとに得られた結果を1つの要約指標にまとめて1つの結果を得る方法です．

　例えば，性別と喫煙の有無が交絡因子であるとします．その場合，2×2の4つの層（性別×喫煙有無）に対象者を層別化します．各層ごとに曝露とアウトカムの関連性を求め，4つの層から得られた結果をMantel-Haenszel法などを用いて1つの結果にまとめて要約します[1,5,10]．

　利点は，必要とする仮定が少なく，計算も容易である点です．

　欠点は，交絡因子が多数存在すると層の数が増加し，各層の人数が解析上不足することがある点です．性別と喫煙の有無だけでは4つの層で済みますが，高血圧の有無でさらに層別化すると，層の数は8となります．交絡因子が増えるごとに層の数が乗算されることになりま

88002-914 JCOPY

す（例えば，有り無しの2値で表現される交絡因子が8つあれば，2の8乗で256の層に分かれます）.

　そのため，層別解析は，交絡因子を1～2個だけにコントロールする必要があり，層の数が少ない場合には有用です．しかし，医学研究では数多くの交絡因子が存在することが一般的です．そのため，この方法は現在ほとんど利用されることはありません.

2) 多変量回帰分析 (multivariable regression analysis)

　交絡の統計解析による制御方法のなかで，多変量回帰分析が最もよく用いられています.

　どの回帰モデルを使用するかは，アウトカムの変数タイプに依存します[11].

　アウトカムが「連続変数」である場合には，主に**重回帰分析**(multiple regression analysis)が用いられ，結果は平均値の差などで表されます[12].

　アウトカムが「二値変数」の場合には，主に**ロジスティック回帰分析**(logistic regression analysis)が用いられ，結果はオッズ比(odds ratio)で表されます[13].

　アウトカムが「興味のあるアウトカムが発生するまでの時間」である場合には，主に生存時間分析(survival analysis)である**Cox比例ハザードモデル**(Cox proportional hazard model)が用いられ，結果はハザード比(hazard ratio)で表されます[14, 15].

　アウトカムが「一定期間中のアウトカムの発生回数」である場合には，主に**ポアソン回帰分析**(Poisson regression analysis)が用いられ，結果はリスク比で表されます[16, 17].

　交絡に関連して，多変量回帰分析が用いられている論文を読む上で注意する点は，以下の3点です.
①交絡因子は可能な限り測定・収集されているか？
②交絡因子は正確に測定されているか？
③交絡因子は正しく調整されているか？

　上記の3点が適切に行われているかどうかは，その研究分野における臨床的な専門知識と疫学・統計的な専門知識の両方が必要でしょう.

特に，未測定の交絡因子が存在する場合，それは結果にどれほどの影響を及ぼしうるかを考察する必要があります．

また，多変量回帰分析にはいくつかの問題があります．アウトカムの発生数が少ない場合には，統計解析で調整可能な交絡因子の数が限られます．無理に多数の交絡因子をモデルに投入すると，過剰適合（overfitting）の問題が発生します．投入する独立変数が増えれば増えるほど，変数間の多重共線性（multicolinearity）や交互作用（interaction）の可能性が高くなり，モデルの誤設定（model misspecification）の危険が高くなります（詳細は，本書の姉妹書である『統計手法のしくみを理解して医学論文を読めるようになる本』を参照してください）．

また，最も重要な点として，統計解析段階で交絡を制御するにしても，そもそも交絡因子のデータが入手されていないと，その因子を調整することはできません．研究を実施する立場に立てば，研究を開始する前にどのような交絡因子などの情報を得る必要があるかを十分に検討する必要があります．

3）傾向スコア分析（propensity score analysis）

傾向スコア分析は，多変量回帰分析と同様に観察データをもとに曝露とアウトカムの関連を分析する際に交絡の影響を調整するために用いられます．

傾向スコア（propensity score）とは，さまざまな交絡因子に基づいて求められた，患者が曝露（介入）を受ける確率です．この確率は，曝露（介入）の有無を被説明変数とし，説明変数に交絡因子やアウトカムにのみ影響する因子を投入して，主にロジスティック回帰分析を用いて算出されます[18]．

傾向スコアはバランシングスコアという性質があり，これを利用して比較する2群間の交絡因子の分布を均等にすることで交絡を調整します．具体的には，この傾向スコアをもとにした層別化・調整・マッチング・重み付けなどの方法によって交絡の影響を調整した上での曝露とアウトカムの関連性の結果を得ます．

88002-914 JCOPY

　傾向スコアが用いられた論文を読む上で注意する点は，主に以下の5点です．

①傾向スコアを求めるために用いた交絡因子は可能な限り測定・収集されているか？

②交絡因子は正確に測定されているか？

③傾向スコアを算出する回帰モデルにおいてこれらの因子は正しく調整されているか？

④傾向スコアが算出された後の解析方法は正しいか？　比較する両群の交絡を含む背景情報はバランスが取れているか？

⑤傾向スコア分析によって最終的な解析の対象となった集団はどのような集団か？

　交絡に関連した多変量回帰分析と傾向スコア分析を使用する場合の注意点を見比べると，①から③までは両者で同じです．すなわち未測定の交絡はなく，十分に交絡の影響がコントロールされていることが前提となります．

　多変量回帰分析と比較した際の傾向スコアの利点を挙げるとすれば，傾向スコアによって比較したい両群の特性のバランスが取れているか客観的に解釈しやすい点，アウトカムが稀な研究で回帰分析よりも用いやすい点です[19]．

　また，両群の特性のバランスをとることが傾向スコア分析の一番の目的であることから，傾向スコアの推定を行う際の回帰分析では過剰適合，多重共線性，交互作用については二次的な問題とされます[20]．

4) 操作変数法（instrumental variable method）

　操作変数法とは，ランダム化比較試験と同様に理論的には未測定の交絡が存在する場合でも曝露とアウトカムの関連性を正確に検証できるとされる解析手法です[21]．

　ある変数を操作変数として利用できるためには以下の条件を満たす必要があります（**図 2-5**）[22]．

①操作変数は，曝露と強く関連する

②交絡因子と操作変数は関連しない

③操作変数とアウトカムと直接関係せず，曝露を介してのみ関連する

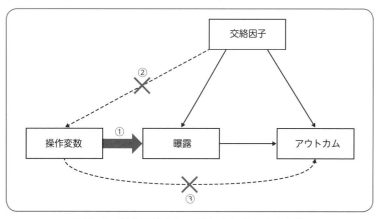

図 2-5　操作変数として満たされるための条件

　操作変数法では，主に 2 段階最小二乗法（two-stage least square, 2SLS），2 段階残差投入法（two-stage residual inclusion, 2SRI）という手法を用いて解析が行われます．

　操作変数として医学研究でこれまでよく用いられてきた変数には，病院や医師個人の治療方針（慣習や治療方針の好み），地域による特定の治療や検査の実施割合の違い，治療時期や曜日などがあります [23]．

　例えば，患者の症状や状態とは関係なく，治療方針の好みや慣習によって治療方法が選ばれるとすれば，ランダム化に近い状況を想定して，操作変数法を用いることで曝露の有無とアウトカムの関連を推定できるとされます．

　しかし，上記の 3 条件を満たす適切な操作変数を見つけてくることは実際には困難であり，完璧な操作変数は見つかっていません．仮定を満たしていない不完全な操作変数を用いた解析は誤った結果を導いてしまいます．

　操作変数法が用いられた論文を読む上では，操作変数の仮定を満たしているかどうかを考察などで十分に議論しているかについて確認が必要です．

88002-914　JCOPY

3 選択バイアス

Key Point
- 選択バイアスは，研究対象者を選ぶ過程で発生するバイアスである
- 選択バイアスは研究デザインの段階で制御する必要があり，統計解析で制御することはできない

　選択バイアスは，研究対象者を選んでくる過程で，興味のある曝露や介入の有無以外の要因で結果に影響を及ぼすような要因が比較する2群間で異なってしまうことにより生じるバイアスです．

　選択バイアスは結果にさまざまな影響を及ぼしますが，その影響の度合いや方向性を見極めることは困難です．選択バイアスは，研究デザインの段階で制御する必要があり，交絡とは違って解析段階で制御することはできません．

　研究デザインのタイプごとに特に注意すべき選択バイアスを押さえましょう．

1 RCTで生じやすい選択バイアス

1）割り付けバイアス (allocation bias)

　対象者を介入群か対照群にランダムに割り付けるときに，妥当な手順を取らないことによって，それぞれの群への割り付けに系統的な差が生じることで発生するバイアスです．

　例えば，患者の割り付けが恣意的に行われる余地があるとします（どちらの群に割り付けられるのか恣意的に操作できてしまう，など）．治療の効果が得られやすそうな患者を介入群に割り付けたり，反対に効果の得られなさそうな患者を対照群に割り付けたりすることで介入

群と対照群に系統的な差が生まれてしまいます.

　研究参加者を割り付ける時点でどちらの群になるのかわからず予測もできない「割り付けの隠蔽 (allocation concealment)」を行うことによって，このような選択バイアスを防ぐことができます.

　過去の研究では，80％ほどの無作為化比較試験で割り付けの隠蔽の方法が不明確であることが報告されています[24]. 割り付けの隠蔽が不十分な研究では観察される結果が大きく影響を受けることも報告されています[25].

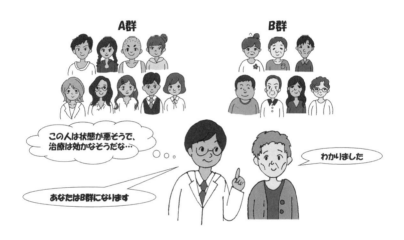

2) 参加者減少バイアス (attrition bias)

　研究開始後に脱落する参加者の特徴が，比較する群間で異なることによって両群間の特徴に違いが生じるバイアスです. 例えば，症状がある患者は来院を続ける一方，症状が改善した患者が来院しなくなるような状況では，参加者減少バイアスが起きます.

Case 股関節プロテクターによる骨折予防を検証した RCT[26]

　この研究では，股関節プロテクターによる骨折予防を受けた介入群と受けなかった対照群の間で，脱落率に差がありました. さらに，脱落した参加者のベースライン特性を比較すると，介入群よりも対照群のほうが，

88002-914 JCOPY

ボランティア参加者，健康状態の悪い人，骨折の既往歴のある人が多く脱落していることが明らかになりました．

　このように脱落率が群間で異なって発生し，また脱落が予後因子と関連している場合，得られる結果は歪められてしまいます．

　脱落が起きないようにするには，密に参加者と連絡を取ること，研究に参加するインセンティブを増やすなどが考えられます．しかし，脱落者をゼロにすることは難しいでしょう．

　一般に，5％程度の脱落率ではバイアスが生じる可能性は少なく，20％以上であれば結果の妥当性に重大な懸念を抱かれると言われます[27]．また，感度解析を実施するために，「脱落が起きた理由」を確実に収集することが理想的です．

3）実行バイアス (performance bias)

　研究参加者が治療の割り付けを知りうる状況にあるとき，治療群は積極的に参加するものの，対照群は積極的に参加しないばかりか脱落してしまう可能性があります．

　また，介入を行う研究者側が，介入群には肩入れした治療（より積極的または丁寧な治療）を行ってしまう可能性もあります．

　この問題は，研究者側，参加者側の両方への割り付けの隠蔽，二重盲検化によって防ぐことができます．しかし，介入の内容によっては割り付けの隠蔽や二重盲検化は不可能です．新しいリハビリテーション・プログラムの実行や，新しい医療機器の使用など，実際にどのような介入を行っているか見えてしまう介入などがその例です．

2　コホート研究で生じやすい選択バイアス

1）脱落バイアス（loss to follow-up）

　RCT における参加者減少バイアスと同じ概念です．前向きコホート研究で，コホートの追跡開始後に生じる脱落の理由が交絡の影響やアウトカムに関連している場合に問題になります[28]．

　例えば，疾患を予防するための治療の有効性を検証するコホート研

究において，治療の副作用によって患者が研究から脱落することがあります．これらの脱落患者を分析から除外すると，治療群には良い結果が得られた患者のみが残る傾向となり，治療の効果を過大評価することになってしまいます．

脱落をできるだけ防ぐには，研究参加時の対応（転居予定者など脱落しやすい者の除外，複数の連絡方法の把握など），フォローアップ中の対応（定期的な連絡など）などが挙げられます[29]．

2) 無イベント時間バイアス（immortal time bias）

無イベント時間とは，曝露の誤った定義により生じる「アウトカムが起きない観察・追跡期間」を指します．無イベント時間バイアスは別名，**生存者治療選択バイアス**（survivor treatment selection bias）とも呼ばれます[30]．

Case 慢性閉塞性肺疾患に対する吸入ステロイド療法とアウトカムの関連[31]

慢性閉塞性肺疾患の加療目的に入院した 65 歳以上の患者を退院後も追跡し，退院後 90 日以内の吸入ステロイド療法が退院後 1 年間の死亡または再入院を減らすどうかかを検討するコホート研究が行われました．その結果，吸入ステロイド療法には改善効果が認められました．しかし，この研究に対して，無イベント時間バイアスの影響が指摘されました[32]．

この研究では，対照群には「治療が開始される前に死亡または再入院してしまった者」が含まれています．つまり退院後 90 日以内にアウトカムが発生した患者は吸入ステロイド療法を開始することができなかったために対照群に割り付けられていました．

治療群は「治療開始まではアウトカムを起こさなかった集団」と言い換えられ，治療群に有利な結果がでやすいバイアスが生じてしまいます（図2-6）．

第2章 誤差

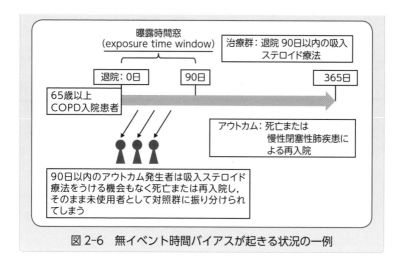

図 2-6 無イベント時間バイアスが起きる状況の一例

　無イベント時間バイアスを防ぐには，曝露時間窓（exposure time window）を置いて観察期間の終了時点から両群を追跡開始する方法（上記の例では退院後 91 日目から追跡開始とし，それ以前にアウトカムを起こした者は除外する），コホート内症例対照研究（nested case control study）によって時点マッチングを行う，などが考えられます．

3）診断疑いバイアス（diagnostic suspicion bias）

　前向きコホート研究で，対象者がある要因に曝露されていたことを知っている場合に，対象者の医療機関への受診頻度や，医師の診療行動に影響を与えるバイアスです[2]．このバイアスは，症例対照研究でも問題になります．

　例えば，研究に参加する労働者が，業務上で曝露された化学物質が発がん性物質であることを知った場合，曝露されていない集団よりも早く医療施設を受診する可能性が高くなるかもしれません．また医師は，患者の発がん性物質への曝露を知ると，他の患者よりも頻回かつ詳細な検査を行うなどの影響が起こりえます．

　対応としては，研究期間中のアウトカム評価や測定の時期・方法を統一することで回避できる可能性があります．後向き研究の場合，アウトカムの診断手順がどのように行われているか確認するなどの対処

が考えられます.

4) 健康労働者効果 (healthy worker effect)

　特定の職業に関連する曝露を調査する際に，対照群を一般集団とすることで生じるバイアスです[33].

　曝露群の労働者集団は，一般集団と比べて健康です. なぜならば，健康であるからこそ労働を継続できるからです. 一般集団には非労働者・退職者・障害者などがより高率に存在します. そのため，比較する2群に曝露の有無以外のさまざまな差が生じてしまいます.

　対応としては，対照群を別の労働者集団から選んでくることなどが考えられます.

5) ヘルシーユーザー効果 (healthy user effect)

　予防的治療を受ける集団は，他の予防的サービスも利用したり，健康的な生活を心がけたりする傾向があります. そのため，予防的治療の曝露群と対照群の間でアウトカムを比較する場合，両群のベースラインに差が生じていることに注意が必要です.

　このバイアスの予防としては，何も治療を受けていない者 (non-user) を対照にするのではなく，別の予防的な療法を受けている者 (active comparator) を対照とすることなどが考えられます.

Case ホルモン補充療法と心疾患リスクの関連[34]

　ホルモン補充療法を受けている女性の群では，受けていない群に比べて心疾患リスクが減少する可能性が，観察研究で認められました. しかし，ホルモン補充療法を受けている女性は，定期的な運動，健康的な食事，禁酒，健康的な体重の維持などの行動を取る傾向があることも示されました. つまり心疾患リスクが低かったのはホルモン補充療法の効果ではなく，これらの健康的な行動による影響が指摘されています.

88002-914 JCOPY

6) 既使用者バイアス (prevalent user bias)

　ある薬剤の効果検証をコホート研究で行う場合，すでに継続的に薬剤を使用している患者（prevalent user）と，薬剤を新しく使用開始した患者（new user）が治療群に混在することで生じるバイアスです[32]．

　Prevalent user は，副作用を起こさずその治療を続けられている人，副作用の起こりにくい人である可能性が高いと考えられます．また，薬剤投与からアウトカムが起きるまでに必要な時間（誘導期間，induction period）も観察開始時期により異なります．曝露時間窓中に新規に薬剤処方が開始された患者のみを治療群に組み入れる新規使用者デザイン（new user design）が推奨されます．

3　症例対照研究で生じやすい選択バイアス

1) バークソン・バイアス（Berkson's bias）

　症例対照研究では，源集団（source population）からアウトカムが発生した症例とその対照を選ぶことが重要です（第1章4(3)参照）．

　症例対照研究のデザインを用いてある疾患 A のリスク因子を同定するために，症例群を疾患 A で入院した患者から，対照群を疾患 A 以外で入院している患者から選んでくると，対照群は源集団を代表していません．一般集団と入院患者の系統的な差によるバイアスを，バークソン・バイアス（Berkson's bias）といいます[2,3]．

2) 有病者・罹患者バイアス（prevalence-incidence bias）

　研究対象の疾患にすでに長期間かかっている患者を症例として選んできたとき，罹患直後に治癒または死亡した患者などは症例として選ばれず，症例群が本来の患者集団を正しく反映しないことによって起こるバイアスです．ネイマン・バイアス（Neyman's bias）とも呼ばれます[2]．

　このバイアスを予防するには，新規に疾患を発症した患者（incident case）を症例として抽出し，以前から疾患を有している患者（prevalent case）から症例を抽出しないことです．

4 情報バイアス

Key Point

- 情報バイアスは，研究に利用されるさまざまな情報が事実と異なって記録されたり分類されたりすることによって生じるバイアスである
- 情報バイアスを防ぐには，測定方法を厳密にし，正確に測定することが重要である

　情報バイアス（information bias）とは，曝露を受けたかどうか，アウトカムが発生したかどうかなど，さまざまな情報が事実と異なって記録されたり分類されたりすることによって生じるバイアスの総称です．

　測定者側の原因で起こる情報バイアス，研究対象者側の原因で起こる情報バイアスに大別されます．さらに，観察研究（特にデータベース研究）で問題となる誤分類バイアス（misclassification bias）があります．

　情報バイアスも選択バイアスと同様に統計解析では調整できません．情報バイアスを防ぐには，測定方法を厳密にし，正確に測定することが重要です．

1 RCTで生じやすい情報バイアス

1）検出バイアス（detection bias）

　研究参加者やアウトカム評価者が治療割り付けの状況を知っていることで，アウトカム評価がゆがめられてしまうことにより生じるバイアスです．研究者側によって起きる場合，**評価者バイアス**（assessor bias）または**観察者バイアス**（observer bias）といいます．参加者によって起きる場合，**応答バイアス**（response bias）といいます[35]．

88002-914 **JCOPY**

　評価者が割り付け状況を知っている場合に，アウトカム評価に迷う状況があると，介入群の患者には改善と判断され，対照群の患者には改善なしと判断されやすくなります．

　アウトカムに主観的な指標（QOL スコアなど）を用いる場合，応答バイアスが起こり得ます．対照群に割り当てられた患者は治療を受けられなかったこと自体を残念がり，実際に経験したことよりも悪いスコアを答えるかもしれません．

　このバイアスを最小化するには，参加者とアウトカム評価者の二重盲検が必要です．

2) ホーソン効果（Hawthorne effect）

　他人に見られていると，普段とは違う行動をとってしまうことによっておこる影響全般を指します[36, 37]．

　研究者が被験者に対して，介入が正確に実施されているかどうか監視すると，介入以外の行動も変化し，それらが結果に影響する可能性があります．

Case 自己調節鎮痛法の有効性[38]

　救急外来に受診した外傷患者の疼痛管理について，PCA（patient controlled analgesia：自己調節鎮痛法）の有効性が RCT で検証されました．対象は，外傷による中等度から重度の疼痛緩和のためオピオイド投与を必要とし，少なくとも 12 時間の入院が見込まれる成人患者とされました．介入群は PCA，対照群は通常ケア（看護師が鎮痛剤の投与量を調整）を受けました．主要アウトカムとして，入院から 12 時間の痛み経験がビジュアルアナログスケール（visual analogue scale）を用いて記録されました．副次評価項目は，モルヒネの総投与量でした．

　この研究では，看護師は盲検化されていませんでした．そのため，通常ケア群の患者をケアしている看護師は，自分の患者管理やモルヒネ投与量が研究実施者に常に監視されていることを認識していました．看護師は通常ケアと比べてより濃密な患者管理を行った可能性があります．その

ため，通常ケアと比較した PCA の効果が過少評価されたかもしれません.

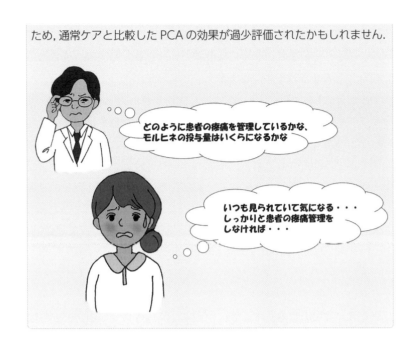

2 観察研究で生じやすい情報バイアス

1）検出バイアス（detection bias）

RCT と同様に，研究参加者やアウトカム評価者が研究仮説を知っている場合に，曝露の有無によってアウトカムの評価の頻度や方法がゆがめられて生じるバイアスです.

コホート研究の追跡中に評価者が曝露状況を把握している場合に，アウトカム評価に迷う状況にあると，曝露の有無がそれに影響する可能性があります.

2）思い出しバイアス（recall bias）

症例対照研究において，過去の出来事や経験を思い出す際，その正確性について，比較する 2 群で違いが生じることによって結果に影響するバイアスです（第 1 章 4（3）参照）. 特に，研究参加者に過去の出来事を報告してもらう必要のある研究では，このバイアスが大きな問

88002-914 JCOPY

題となります.

　小児がんや先天性心疾患を持つ児を出産した親は，それらに罹患していない児の親と比較して，さまざまな薬剤摂取や感染症などの経験を思い出しやすい傾向があります[39]. このように，比較する 2 群間で思い出す頻度や正確性に違いが生じることによって，思い出しバイアスが生じます. 対応方法として，研究参加者の記憶に頼らないデータ収集などが考えられます.

第 2 章　誤差

5 偶然誤差

Key Point

・偶然誤差とは，偶然によって真の結果からずれてしまう誤差である
・偶然誤差の影響を小さくするには症例数を増やすことである
・内的妥当性とは，研究結果が信用できる程度である
・外的妥当性とは，研究結果を対象外の集団に適用できる程度である

1 偶然誤差とその対処法

　偶然誤差とは，偶然によって真の結果から研究結果がずれてしまう誤差です.

　例えば，コインを投げた時に表が出る確率は 50 ％です．しかし，2回コインを投げたとき，いつも 1 回だけ表が出るとは限りません．2回とも表や 2 回とも裏になってしまうことは起こりえます．真の結果（ちょうど 50 ％で表が出る）を得るには，コインを投げる回数を 100回，1,000 回と増やしていく必要があります．このように試行回数を増やすことによってその確率に近づいていくことを大数の法則と言います.

　研究の場合，偶然誤差をおさえるには，研究対象者（症例数）を増やすことです[40].

　しかし，症例数を増やして偶然誤差による影響を少なくしたとしても，系統誤差の影響を少なくすることはできません．系統誤差の影響が大きければ，いくら症例数を増やして偶然誤差を小さくしたとしても，真の結果からは外れた結果になってしまいます.

88002-914 JCOPY

2 内的妥当性と外的妥当性

妥当性には**内的妥当性**（internal validity）と**外的妥当性**（external validity）という2つの概念が存在します[5]．

内的妥当性は，研究対象集団のなかで得られた結果が信用できる程度を指します．誤差の少ない研究結果は，内的妥当性が高いと言えます．内的妥当性は，どれだけ精密に研究がデザインされ，データ収集や解析が行われ，系統誤差や偶然誤差の影響を制御できているかに依存します．

外的妥当性は，研究で得られた結果を研究に参加していない集団に適用できる程度を指します．研究に参加した集団が研究の対象となり得る集団全体をどれほど正確に反映しているかに依存しています．外的妥当性は，**一般化可能性**（generalizability）ともいわれます．

実際に行われる研究は，研究対象になり得る母集団すべての人々を含めることはできません．母集団から現実的にリクルート可能な対象者を選んでくる必要があります．

研究は，まず内的妥当性が保たれていることが重要です[5]．外的妥当性を保つことを優先して研究対象者をいくら増やしたとしても，研究結果が系統誤差の影響を受けていれば，内的妥当性も外的妥当性も低いということになってしまいます．内的妥当性が保たれてこそ，「得られた結果がより広い対象に適用できるか」という外的妥当性を検討する意味が生まれてくるのです．

外的妥当性に関しては論文の考察部分で，今回の研究対象となった集団の特徴などをもとに，以下について議論します．

①結果に影響を与えるような要因が研究参加集団と研究の対象となり得る母集団全体で異なるかどうか．

②実際の研究集団とその他の集団の時間的・人種的・地理的側面がどの程度異なるか．

③適格基準を満たしていない集団にも結果を外挿できるかどうか．

さらに，同じテーマの他の研究結果や臨床的状況との比較をもとに検討します[41]．

研究対象集団が母集団を代表しないような選ばれ方をするサンプリング・バイアス（sampling bias）は，内的妥当性には影響しませんが，外的妥当性に影響を及ぼします．

例えば，志願者バイアス（volunteer bias）は，研究への参加を志願する人々と母集団との体系的な違いによって生じるバイアスです．研究への参加を志願する人々は，社会経済状況，健康行動，健康状態などの点で一般的な集団とは異なることが予想されます[42]．

> ## Case 肥満妊婦に対する生活習慣アドバイスの効果[43]
>
> 肥満妊婦に対する生活習慣に関するアドバイスの効果を検証する RCT が行われました．5,474 人の肥満妊婦に試験への参加を打診し，2,212 人が参加を志願しました．参加を打診したうちの 60 % は参加を拒否しています．研究に参加した残り 40 % の対象集団は，試験参加を打診した集団全体と比較し，白人が多く，社会経済状況が恵まれていない人々が多い傾向が認められました．そのため論文では，研究参加者たちは一般的な肥満妊婦全体の集団特性とは系統的な差が認められる，と考察されています．

88002-914 JCOPY

第2章　誤差

📖 参考文献

1) Kenneth J. Rothman, Sander Greenland, Lash TL. Modern Epidemiology: Lippincott Williams & Wilkins, 2008

2) Sackett DL：Bias in analytic research. J Chronic Dis 32 (1-2)：51-63, 1979

3) Delgado-Rodriguez M, Llorca J：Bias. J Epidemiol Community Health 58 (8)：635-641, 2004

4) Kyriacou DN, Lewis RJ：Confounding by Indication in Clinical Research. JAMA 316 (17)：1818-1819, 2016

5) Grimes DA, Schulz KF：Bias and causal associations in observational research. Lancet 359 (9302)：248-252, 2002

6) Vetter TR, Mascha EJ：Bias, Confounding, and Interaction：Lions and Tigers, and Bears, Oh My! Anesth Analg 125 (3)：1042-1048, 2017

7) van Dam RM, Hu FB, Willett WC：Coffee, Caffeine, and Health. N Engl J Med 383 (4)：369-378, 2020

8) Sedgwick P：Confounding in randomised controlled trials. BMJ 341 (oct06 1)：c5403-c5403, 2010

9) Agoritsas T, Merglen A, Shah ND, et al.：Adjusted Analyses in Studies Addressing Therapy and Harm：Users' Guides to the Medical Literature. JAMA 317 (7)：748-759, 2017

10) Wang X, Kattan MW：Cohort Studies：Design, Analysis, and Reporting. Chest 158 (1S)：S72-S78, 2020

11) Katz MH：Multivariable Analysis：A Practical Guide for Clinicians and Public Health Researchers：Cambridge University Press, 2011

12) Sedgwick P：Multiple regression. BMJ 347 (jul05 2)：f4373-f4373, 2013

13) Tolles J, Meurer WJ：Logistic Regression：Relating Patient Characteristics to Outcomes. JAMA 316 (5)：533-534, 2016

14) Dey T, Mukherjee A, Chakraborty S：A Practical Overview and Reporting Strategies for Statistical Analysis of Survival Studies. Chest 158 (1S)：S39-S48, 2020

15) Tolles J, Lewis RJ：Time-to-Event Analysis. JAMA 315 (10)：1046-1047, 2016

16) Fleiss JL, Levin B, Paik MC：Statistical Methods for Rates and Proportions：Wiley-Interscience, 2003

17) Sedgwick P：Poisson regression. BMJ 349：g6150, 2014

18) Austin PC：Advances in propensity score analysis. Stat Methods Med Res 29 (3)：641-643, 2020

19) Franklin JM, Eddings W, Austin PC, et al.：Comparing the performance of propensity score methods in healthcare database studies with rare outcomes. Stat Med 36 (12)：1946-1963, 2017

20) Weitzen S, Lapane KL, Toledano AY, et al.：Principles for modeling propensity scores in medical research：a systematic literature review. Pharmacoepidemiol Drug Saf 13 (12)：841-853, 2004

21) Maciejewski ML, Brookhart MA：Using Instrumental Variables to Address Bias From Unobserved Confounders. JAMA 321 (21)：2124-2125, 2019

22) Brookhart MA, Rassen JA, Schneeweiss S：Instrumental variable methods in comparative safety and effectiveness research. Pharmacoepidemiol Drug

Saf 19 (6) : 537-554, 2010

23) Chen Y, Briesacher BA : Use of instrumental variable in prescription drug research with observational data : a systematic review. J Clin Epidemiol 64 (6) : 687-700, 2011

24) Pildal J, Chan AW, Hrobjartsson A, et al. : Comparison of descriptions of allocation concealment in trial protocols and the published reports : cohort study. BMJ 330 (7499) : 1049, 2005

25) Odgaard-Jensen J, Vist GE, Timmer A, et al. : Randomisation to protect against selection bias in healthcare trials. Cochrane Database Syst Rev (4) : MR000012, 2011

26) Dumville JC, Torgerson DJ, Hewitt CE : Reporting attrition in randomised controlled trials. BMJ 332 (7547) : 969-971, 2006

27) Schulz KF, Grimes DA : Sample size slippages in randomised trials : exclusions and the lost and wayward. Lancet 359 (9308) : 781-785, 2002

28) Howe CJ, Cole SR, Lau B, et al. : Selection Bias Due to Loss to Follow Up in Cohort Studies. Epidemiology 27 (1) : 91-97, 2016

29) Stephen BH, Steven RC, Warren SB, et al. Designing Clinical Research Fourth Edition, 2013

30) Suissa S : Immortal time bias in pharmaco-epidemiology. Am J Epidemiol 167 (4) : 492-499, 2008

31) Sin DD, Tu JV : Inhaled corticosteroids and the risk of mortality and readmission in elderly patients with chronic obstructive pulmonary disease. Am J Respir Crit Care Med 164 (4) : 580-584, 2001

32) Suissa S : Effectiveness of inhaled corticosteroids in chronic obstructive pulmonary disease : immortal time bias in observational studies. Am J Respir Crit Care Med 168 (1) : 49-53, 2003

33) Kirkeleit J, Riise T, Bjorge T, et al. : The healthy worker effect in cancer incidence studies. Am J Epidemiol 177 (11) : 1218-1224, 2013

34) Shrank WH, Patrick AR, Brookhart MA : Healthy user and related biases in observational studies of preventive interventions : a primer for physicians. J Gen Intern Med 26 (5) : 546-550, 2011

35) Hrobjartsson A, Thomsen AS, Emanuelsson F, et al. : Observer bias in randomised clinical trials with binary outcomes : systematic review of trials with both blinded and non-blinded outcome assessors. BMJ 344 : e1119, 2012

36) McCambridge J, Witton J, Elbourne DR:Systematic review of the Hawthorne effect : new concepts are needed to study research participation effects. J Clin Epidemiol 67 (3) : 267-277, 2014

37) McCarney R, Warner J, Iliffe S, et al. : The Hawthorne Effect : a randomised, controlled trial. BMC Med Res Methodol 7 : 30, 2007

38) Smith JE, Rockett M, S SC, et al. : PAin SoluTions In the Emergency Setting (PASTIES)-patient controlled analgesia versus routine care in emergency department patients with pain from traumatic injuries : randomised trial. BMJ 350 : h2988, 2015

39) Rockenbauer M, Olsen J, Czeizel AE, et al. : Recall bias in a case-control surveillance system on the use of medicine during pregnancy. Epidemiology

12 (4)：461-466, 2001

40) Rothman KJ：Epidemiology：An Introduction（Second Edition）. Oxford, UK：Oxford University Press, 2012

41) Dekkers OM, von Elm E, Algra A, et al.：How to assess the external validity of therapeutic trials：a conceptual approach. Int J Epidemiol 39 (1)：89-94, 2010

42) Sedgwick P：Bias in experimental study designs：randomised controlled trials with parallel groups. BMJ 351：h3869, 2015

43) Dodd JM, Turnbull D, McPhee AJ, et al.：Antenatal lifestyle advice for women who are overweight or obese：LIMIT randomised trial. BMJ 348：g1285, 2014

第 3 章

PE(I)COと研究目的

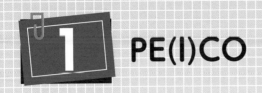

PE(I)CO

1 PE(I)COとは

　本章では，医学論文を読みこなすために必要な知識として，PE(I)CO の概念を紹介します．

　P は Patients(患者)，E(I) は Exposure(曝露)または Intervention(介入)，C は Control (対照)，O は Outcome (アウトカム) の略です．論文を読み進めていく際には，PE(I)CO が何かを意識しながら読み進めましょう．Methods を読み終わり，Results に進む前に，PE(I)CO を改めて確認してから読むことをお勧めします[1]．

1) Patients

　Patients は，どのような集団を対象としているのかを表します．Methods の Patient Selection や Data Source の項目に記載があります．研究のセッティング (研究の場所と期間)，組み入れ基準と除外基準を確認します．

　例えば，糖尿病患者の研究といっても対象者の特性はさまざまです．1型糖尿病なのか2型糖尿病なのか，年齢の範囲，高齢者や妊婦は除外されているか，研究対象となる前の罹病期間，併存症，ヘモグロビン A1c の数値などの重症度といった，対象者の特性をとらえる必要があります．

88002-914 JCOPY

2) Exposure または Intervention

Exposure（Intervention）は，研究の対象者がどのような曝露や介入を受けているのかを意味します．Methods の Intervention や Procedure などの項目に記載されています．どのような曝露（介入）なのか，曝露（介入）の量や継続時間など，詳細なプロトコールが Methods に記載されます．

3) Control

Exposure（Intervention）と対をなしています．対照は，経過観察，プラセボ（偽薬），既存の標準治療などです．どのような対照が設定されているかを把握し，対照の適切性を吟味する必要があります．

4) Outcome

Methods に記載されている Outcome を把握します．アウトカムにはさまざまな種類があります（詳細は第5章を参照）．

2　PE(I)COの例

ここで PE（I）CO の例をいくつか見てみましょう．

1) RCT における PICO の例

①治療群とプラセボ群の比較

健康な高齢者に対するアスピリンの心血管疾患の発症予防と出血合併症の関連を調べた RCT です[2]．70歳以上で，心血管疾患などの既往症がなく，1ヵ月間の薬剤アドヒアランスが80%以上を満たした人々が対象となりました．アスピリン服用群とプラセボ群の2群に分け，心血管疾患と出血合併症の発生を比較しました．

> P：服薬コンプライアンスが良い70歳以上の心血管疾患のない高齢者
> I：アスピリン
> C：プラセボ
> O：心血管疾患と出血合併症の発生

②異なる薬剤の組み合わせの比較

　中等症から重症の慢性閉塞性肺疾患（COPD）患者に対するステロイド吸入療法の効果を検証した RCT です[3]．対象者は COPD Assessment Test で 10 点以上と定義された症状のある 40 歳以上 80 歳以下の COPD 患者です．組み入れ基準として，少なくとも 2 剤の吸入療法を受けていること，気管支拡張薬吸入後の 1 秒率が 0.7 以下，10 pack-years 以上の喫煙歴，1 回以上の中等症から重症の COPD 急性増悪あるいは 2 回以上の重症の COPD 急性増悪を 1 年以内に経験していること，とされました．喘息（小児と青年期は含まない）と診断された患者は除外されました．介入群を 3 剤吸入療法（ステロイドの吸入量が 2 倍量），3 剤吸入療法（ステロイドの吸入量が 1 倍量），対照群をステロイド以外の 2 剤吸入療法，ステロイドと β 作動薬の 2 剤吸入療法の 2 群としました．アウトカムは中等症から重症の COPD 急性増悪の年間発生率です．

> P：40 〜 80 歳の中等症以上の COPD 患者
> I：3 剤吸入療法
> C：2 剤吸入療法
> O：中等症から重症の COPD 急性増悪の年間発症率

③手術と保存治療の比較

　虫垂炎に対する抗菌薬治療と虫垂切除を比較した RCT です[4]．60 歳以下の成人で急性単純性虫垂炎と診断された対象患者が，抗菌薬治療群と虫垂切除群に割り付けられました．抗菌薬治療群はエルタペネムを 24 時間ごとに 1 g の静注を 3 日間投与されました．その後，経口でレボフロキサシン 500 mg を 1 日 1 回とメトロニダゾール 500 mg 1 日 3 回を 7 日目まで投与されました．入院後 12 〜 24 時間で外科医が再評価し，病状が進行していれば手術を行いました．虫垂切除群は開腹か腹腔鏡で行われました．抗菌薬を手術開始 30 分前までに投与し，術後は創部感染がない限り抗菌薬は投与されませんでした．アウトカムは，抗菌薬治療群では手術のない退院と 1 年間の虫垂炎の無再発，虫垂切除群では虫垂切除の成功でした．

88002-914 JCOPY

> P：60歳以下の単純性虫垂炎患者
> I：抗菌薬治療
> C：虫垂切除
> O：手術なしの退院と1年間の虫垂炎無再発(抗菌薬治療群)，
> 　　虫垂切除の成功(虫垂切除群)

④異なる治療目標の比較

　膝あるいは股関節形成術を受けた65歳以上の患者を対象に，ワーファリンの目標値の違いにより対象を2群に割り付け，静脈血栓症の発生率と死亡率を比較したRCTです[5]．もともとワーファリンを内服している患者，服用コンプライアンスの悪い患者，血液凝固障害を有する患者，外傷以外で重大な出血を2年以内に経験した患者などは除外されました．ワーファリンの投与量は術後よりプロトコールに従って調節され，介入群は目標PT-INR値1.8，対照群は目標PT-INR値2.5とされました．アウトカムは60日以内に発症した静脈血栓症と術後30日以内の死亡の複合アウトカムとしました．

> P：65歳以上の膝あるいは股関節形成術を受けた患者
> I：目標PT-INR値1.8としたワーファリンによる抗凝固療法
> C：目標PT-INR値2.5としたワーファリンによる抗凝固療法
> O：60日以内に発症した静脈血栓症と術後30日以内の死亡
> 　　の複合アウトカム

2) 観察研究における PECO の例

①前向きコホート研究のPECO

　砂糖入り飲料水とがんの発生の関連について調べた前向きコホート研究です[6]．研究は2009年にフランスで開始され，18歳以上の一般住民が対象となりました．対象者は砂糖入り飲料水の消費量に関するインターネット質問票に回答しました．アウトカムはすべてのがん，乳がん，前立腺がん，大腸がんとされました．

> P：18歳以上の健常人
> E：砂糖入り飲料水の消費量が多い
> C：砂糖入り飲料水の消費量が少ない
> O：すべてのがん，乳がん，前立腺がん，大腸がん

②後向きコホート研究の PECO

　妊婦の潜在性甲状腺機能低下症に対する甲状腺ホルモン補充療法の有害事象について調べた後向きコホート研究です[7]．米国のMedicare データベースを使用し，潜在性甲状腺機能低下症と診断された妊婦を対象としました．甲状腺機能低下症と診断された患者や甲状腺機能に影響する薬剤を処方された患者は除外されました．甲状腺ホルモン補充療法を曝露とし，その有害事象をアウトカムとしました．

> P：潜在性甲状腺機能低下症と診断された妊婦
> E：甲状腺ホルモン補充療法
> C：経過観察
> O：流産，早産，前期破水，常位胎盤早期剥離，妊娠糖尿病，
> 　　妊娠高血圧症，子癇前症，胎児発育不全，頻脈

③症例対照研究の PECO

　慢性閉塞性肺疾患（COPD）患者の長時間作用型気管支拡張薬の吸入と心血管リスクの関連を調べた症例対照研究です[8]．台湾の保険データベースを用いて，40歳以上で COPD と診断された患者群を源集団とし，心血管イベント（冠動脈疾患，不整脈，心不全，脳梗塞）を発症した患者を症例，心血管イベントを発症しなかった患者を対照としました．長時間作用型気管支拡張薬の処方を曝露としました．

> P：40歳以上の COPD と診断された患者
> E：長時間作用型気管支拡張薬の吸入あり
> C：長時間作用型気管支拡張薬の吸入なし
> O：心血管イベント（冠動脈疾患，不整脈，心不全，脳梗塞）

88002-914 JCOPY

④自己対照研究デザインでの PECO

　自己対照研究デザインのうち，ケース・クロスオーバーによる研究例です[9]（第1章5. 参照）．4価のヒトパピローマウイルス（qHPV）ワクチンと多発性硬化症などの脱髄性疾患の関連が調べられました．デンマークとスウェーデンの市民登録データベースを使用し，10 〜 44 歳の女性で，qHPV ワクチンを接種し，多発性硬化症などの脱髄性疾患を発症した女性を対象としました．ワクチンを接種後2年間とそれ以外の時期で多発性硬化症や他の脱髄性疾患の発症率を比較しました．

> P：qHPV ワクチンを接種し，多発性硬化症などの脱髄性疾
> 　　患を発症した女性
> E：qHPV ワクチンを接種後2年間
> C：上記以外の期間
> O：多発性硬化症などの脱髄性疾患の発症

3 PE(I)COが当てはまらない研究

　臨床研究の多くは，2群以上の比較研究です．特に，群間で介入・曝露の効果を比較する介入研究や，曝露とアウトカムの関連を評価する観察研究では，PE（I）CO に当てはめて読むと，論文の内容を整理しやすいでしょう．

　しかし，PE（I）CO にうまく当てはめられない研究もあります．疾患の分布や患者特性，診療実態などを記載する記述疫学研究では，E（I），C がありません．

　例えば，救急外来に受診し，入院ではなく外来経過観察とされた患者の特性などを調べた米国の単施設の記述疫学研究では，年齢や性別などの患者背景，滞在時間や曜日，コストなどの詳細が記述されました[10]．

> P：米国の病院の救急外来を受診し，外来で経過観察された患者
> E/C：なし
> O：患者特性や救急滞在時間，再受診率，コスト，保険の種類など

2 研究目的

　研究の背景・目的は論文の Introduction に記載されます．研究の目的は，Introduction の最後の段落に記載されます．研究目的によって使用できる研究デザインは大まかに分類することができるので，その意味でも研究目的の確認は重要です．

1 論文のIntroductionに記載される内容

　論文の Introduction は 3 ～ 4 の段落で構成されます．広い話題から入り，特定の研究目的へと論点を狭めて論理展開する手順は，よく漏斗（ろうと）を用いて表現されます（図 3-1）[11]．

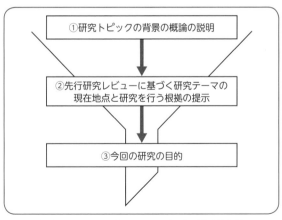

図 3-1　Introduction における論理展開

　一般的に最初の段落では，その研究分野の一般的な関心事や背景が説明されます．また，問題の大きさや社会的なインパクトが強調されることもあります．

　New England Journal of Medicine に掲載された1つの論文を例に挙げて説明しましょう[12)]．タイトルは "Everolimus-eluting stents or bypass surgery for multivessel coronary disease" です．多枝冠動脈疾患患者に対する冠動脈バイパス術（CABG）と経皮的冠動脈インターベンション（PCI）による治療の成績を比較した研究です．

　1段落目の最初の文で以下のように説明されています．

"Coronary-artery bypass grafting (CABG) and percutaneous coronary intervention (PCI) are treatment options for patients with multivessel coronary artery disease."
〔CABG と PCI は多枝冠動脈疾患患者に対する治療手段である〕

　次に2段落目では，研究のテーマについて「何がどこまで明らかになっているか」の要約が記載されます．

---

① "Prior studies have shown a mortality benefit of CABG, as compared with PCI."
〔これまでの研究では PCI と比較して CABG の死亡率に対する有益性が示されている〕
② "However, these studies compared CABG with balloon angioplasty, bare-metal stents, or first-generation drug-eluting stents."
〔しかし，これらの先行研究は，CABG とバルーン形成術，ベアメタルステント，または第一世代の薬剤溶出ステントを比較したものである〕
③ "Second-generation drug-eluting stents ＜中略＞, resulting in less inflammation and thrombogenicity, as compared with the

---

first-generation drug-eluting stents and even bare-metal stents.
〔第二世代の薬剤溶出ステントは＜中略＞，第一世代薬剤溶出ステントやベアメタルステントと比較して炎症や血栓発生が少ないとされる〕

④ "Consequently, the newer-generation drug-eluting stents, especially the everolimus-eluting stent, have been shown to reduce the risks of death, myocardial infarction, and stent thrombosis, as compared with bare-metal stents or first-generation drug-eluting stents."
〔したがって，新世代の薬剤溶出ステントのなかでも everolimus-eluting stent は，ベアメタルスや第一世代の薬剤溶出ステントと比較して，死亡，心筋梗塞，ステント血栓症のリスクを減少させることが示されている〕

　まず，広い話題の概説から，①「PCI と CABG による治療の死亡率比較」という話に話題が絞られていることがわかります．そして，①〜② CABG の成績が第一世代のステントなどと比較して良いことがわかっていること，③〜④第二世代と言われる新しいステントは第一世代のステントと比較して性能が良く，治療成績も良いという先行研究からの知見が説明されています．

　さらに，「まだ先行研究で明らかになっていないことは何か」について要約が記載されます．ここで「明らかになっていること」と「明らかになっていないこと」を対比させることで「明らかになっていないことに対する研究が必要である」という根拠を著者はアピールします．

① "However, previous studies did not compare CABG with PCI with the use of second-generation drug-eluting stents."
〔しかし，先行研究では，第二世代薬剤溶出ステントによる PCI と CABG との比較は行われていない〕

88002-914 JCOPY

② "The recommendations of various national and international guidelines are based on studies of CABG versus PCI with the use of older-generation stents, ＜略＞."
〔さまざまなガイドラインの推奨は，旧世代のステントを使用したPCI と CABG の先行研究結果に基づいており，＜略＞〕

「第二世代ステントによる PCI と CABG の成績比較を行った研究がない」と明らかになっていない点が示されました.

そして，ガイドラインでは旧世代ステントによる PCI と CABG の先行研究に基づいて推奨がなされており，第二世代ステントに適用していいのか疑問が呈されています.

最後の段落で研究目的が明らかにされます.

"Our objective was to evaluate the outcomes with CABG, as compared with PCI with the use of everolimus-eluting stents, in patients who had multivessel coronary artery disease."
〔我々の目的は，多枝冠動脈疾患の患者を対象に，everolimus-eluting stent を用いた PCI と比較した CABG のアウトカムを評価することである〕

このように, 分野の概説という広い話から, より狭い特定の研究テーマの現在地点の提示, 今回の研究目的, というように論点が徐々に絞り込まれていく様子がわかるかと思います.

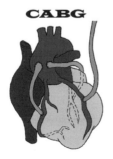
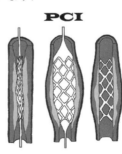

2 Introduction読解のポイント

　Introduction を読み解く際，「研究を行う根拠が明確か？」「研究目的が明確か？」の２点に着目しましょう．

　先行研究で「明らかになっていること」と「明らかになっていないこと」が書かれている段落で，研究を行う根拠を読み取ります．

　先行研究で「明らかになっていること」と関連して，その論文がすでに明らかにされているテーマの単なる焼き直しになっていないか確認が必要です．

　次に，先行研究で「明らかになっていないこと」と関連して，研究を行う価値があるか判断します．「明らかになっていないことがある」ことがそのまま研究を行う価値があることには直結しません．

　明らかになっていないことがあり，かつそれを明らかにすることに意義や必要性があってようやく研究を行う価値があるといえるでしょう[13]．

　Introduction の最後の段落に研究目的が書かれます．介入試験によっては，目的だけでなく「新しい薬剤が有益か確認する」や「他の治療と同等か（非劣勢か）確認する」など研究者が持つ仮説が記載される場合もあります．また，研究目的を達成するために利用した研究デザインについて簡単に言及される場合もあります．

3 研究目的から読み解く研究デザインの選択

　さまざまな臨床研究の目的は，おおよそ「現状把握」「診断」「治療 / 予防」「予後」「病因 / 害」に分類できます[14,15]．

　現状把握は，特定の疾患の有病率や発生率や疾患の分布などの記述疫学や，診療実態などを調査することが目的となります．

　診断は，疾患を診断するための方法や手順，精度を調査することが目的となります．

　治療は，特定の治療方法がアウトカムを改善するかどうかを調査することが目的となります．予防は，予防介入方法（予防接種，薬物，

88002-914 JCOPY

健康教育など）の有効性の検討，スクリーニング検査によって患者ア
ウトカム（主に死亡率など）が改善するかの検討などが目的となります．

　予後は，ある疾患を有する患者がたどる臨床経過の予測，合併症の
発生や死亡などを予測するモデルの開発やその妥当性の検討が目的と
なります．

　病因／害は，疾患や合併症発生に関連する要因（リスク因子）を特
定することが目的となります．

　これら研究で取り上げる臨床的疑問や研究目的によって，利用でき
る研究デザインは異なります（表 3-1）[15, 16].

第3章　PE(I)COと研究目的

表 3-1　研究目的と利用できる研究デザイン

研究の目的	利用可能となる主な研究デザイン
現状把握	主として記述研究，横断研究，コホート研究
診断	主として横断研究
治療/予防	主として介入研究，コホート研究
予後	コホート研究
病因/害	コホート研究，症例対照研究，自己対照研究デザイン

📖 参考文献

1）康永秀生：できる！臨床研究 最短攻略50の鉄則. 金原出版, 東京, pp25-33, 2017

2）McNeil JJ, Wolfe R, Woods RL, et al.：Effect of aspirin on cardiovascular events and bleeding in the healthy elderly. N Engl J Med 379（16）：1509-1518, 2018

3）Rabe KF, Martinez FJ, Ferguson GT, et al.：Triple Inhaled Therapy at Two Glucocorticoid Doses in Moderate-to-Very-Severe COPD. N Engl J Med 383（1）：35-48, 2020

4）Salminen P, Paajanen H, Rautio T, et al.：Antibiotic therapy vs appendectomy for treatment of uncomplicated acute appendicitis：the APPAC randomized clinical trial. JAMA 313（23）：2340-2348, 2015

5）Gage BF, Bass AR, Lin H, et al.：Effect of low-intensity vs standard-intensity warfarin prophylaxis on venous thromboembolism or death among patients undergoing hip or knee arthroplasty：a randomized clinical trial. JAMA 322（9）：834-842, 2019

6）Chazelas E, Srour B, Desmetz E, et al.：Sugary drink consumption and risk of cancer：results from NutriNet-Santé prospective cohort. BMJ 366：l2408, 2019

7）Maraka S, Mwangi R, McCoy RG, et al.：Thyroid hormone treatment among pregnant women with subclinical hypothyroidism：US national assessment. BMJ 356：i6865, 2017

8）Wang MT, Liou JT, Lin CW, et al.：Association of cardiovascular risk with inhaled long-acting bronchodilators in patients with chronic obstructive pulmonary disease：A nested case-control study. JAMA Intern Med 178（2）：229-238, 2018

9）Scheller NM, Svanström H, Pasternak B, et al.：Quadrivalent HPV vaccination and risk of multiple sclerosis and other demyelinating diseases of the central nervous system. JAMA 313（1）：54-61, 2015

10）Sheehy AM, Graf B, Gangireddy S, et al.：Hospitalized but not admitted：characteristics of patients with "observation status" at an academic medical Center. JAMA Intern Med 173（21）：1991-2000, 2013

11）Cals JW, Kotz D：Effective writing and publishing scientific papers, part III：introduction. J Clin Epidemiol 66（7）：702, 2013

12）Bangalore S, Guo Y, Samadashvili Z, et al.：Everolimus-eluting stents or bypass surgery for multivessel coronary disease. N Engl J Med 372（13）：1213-1222, 2015

13）Robert H. Fletcher, Suzanne W. Fletcher, Fletcher GS. Clinical Epidemiology：The Essentials：Lippincott Williams & Wilkins, 2012

14）福原俊一：臨床研究の道標. 特定非営利活動法人健康医療評価研究機構, 京都, 2013

15）森田光治良, 廣瀬直紀：臨床の素朴な疑問から研究で使えるRQを立ち上げよう. 看護研究 52（4）：289-305, 2019

16）Chan AW, Tetzlaff JM, Gotzsche PC, et al.：SPIRIT 2013 explanation and elaboration：guidance for protocols of clinical trials. BMJ 346：e7586, 2013

88002-914 JCOPY

第 4 章

研究対象者の選択

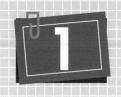

1 研究のセッティングとデータ源

　研究の対象となりえる者すべてを研究に組み入れることは現実的に不可能です．これは，研究実施体制・予算・時間・地理的な制約，追跡調査中の脱落などさまざまな原因によります．

　そのため，「研究の実施可能性を担保しつつ母集団をどれくらい反映した集団か」「研究目的に沿った集団かどうか」「真の結果を推定できる比較可能性や追跡可能性がある集団かどうか」などの基準をもとに，研究対象者が選択されます．

1 研究のセッティングとデータ源の記載

　研究のセッティング（study setting）とデータ源（data source）の説明は，論文では Methods の最初の部分に記載されます．

　第 3 章で取り上げた論文（第 2 世代ステントと CABG の比較）を，ここで再度採り上げます．この研究が行われたセッティングとデータ源を確認してみましょう[1]．

> "The patients included in the study were identified from the Cardiac Surgery Reporting System (CSRS) and Percutaneous Coronary Intervention Reporting System (PCIRS) registries of the New York State Department of Health."
> 〔本研究の患者は，ニューヨーク州保健局の心臓外科報告システム

88002-914 JCOPY

> (CSRS) および PCI 報告システム (PCIRS) へのレジストリーから
> 同定された.]

　これらの記載から，研究が行われた場所はアメリカのニューヨーク州であること，データ源は心臓血管外科手術と PCI が行われたときに登録されるレジストリー・データであることがわかります．

2　1次データと2次データ

　研究に用いられるデータは，1次データ (primary data) と2次データ (secondary data) に分類されます．

①1次データ

　1次データとは，研究を行うために新たに収集されたデータです．

　臨床試験や治験などすべての介入研究は，1次データを収集します．観察研究でも，研究仮説を検証できる既存データがない場合は，新たな1次データの収集が必要となります．

　大規模な1次データとして，住民ベース・コホート研究 (population-based cohort study) やレジストリー・データ (患者登録データ：registry data) などがあります．

　1次データ収集は，特定の研究目的に対応して必要なデータを収集できるという利点があります．しかしデータ収集には時間と費用がかかります．また，1次データが元々の目的とは異なる研究のために2次データとして利用される場合も多くあります．

②2次データ

　2次データとは，本来は研究以外の目的のために収集されたデータです．このデータを研究のために使用することがあります．

　政府統計などの公的統計データ，病院の電子カルテデータ，診療報酬請求データ，元々は他の目的で収集されたレジストリー・データなどがあります[2]．

　2次データは，そもそも研究目的のために収集されたデータではないため，研究を実施する上で十分なデータ項目がそろっているか，デー

タの質は担保されているかなどに注意を払う必要があります[3,4].

　データの収集や保管にかかる費用は 1 次データに比べれば安価です[5].

88002-914 JCOPY

組み入れ基準と除外基準

対象者を選択するための適格性の基準（eligibility criteria）は，組み入れ基準（inclusion criteria）と除外基準（exclusion criteria）から成ります[5~8]．

1 組み入れ基準

研究対象としての条件を満たすかどうかの基準であり，（1）研究の期間，（2）患者背景（demographic characteristics），（3）臨床的特徴の項目などが挙げられます．

上記論文の組み入れ基準に関する記載を見てみましょう．

"This study was a registry-based analysis involving patients with multivessel coronary artery disease who underwent isolated CABG surgery and patients who underwent PCI with everolimus-eluting stents between January 1, 2008, and December 31, 2011, in New York."

〔この研究は 2008 年 1 月 1 日から 2011 年 12 月 31 日の期間にニューヨークで CABG または everolimus-eluting stents による PCI を受けた多枝冠動脈疾患を対象としたレジストリーベースの解析である．〕

"Patients were eligible for inclusion in the study if they had multivessel disease, which was defined as severe stenosis (≥70%) in at least two diseased major epicardial coronary arteries, and if they had undergone either PCI with implantation

---

of an everolimus-eluting stent or CABG."

〔冠動脈の少なくとも 2 枝以上に重度狭窄 (≥70%) がある多枝冠動脈疾患患者であり, かつ CABG または everolimus-eluting stents による PCI のどちらかだけ受けた患者を適格とした.〕

2 除外基準

　組み入れ基準に合致したとしても, 特定の理由により対象者を除外する基準が設けられます. 除外基準は, 以下の 3 つを考慮して設定されます.

①フォローアップが困難な患者

　高齢患者や, 特定の併存症を持つ患者など, フォローアップが難しい患者は除外されます.

②安全性や有効性の評価に適さない状態を有する患者

　介入に対する禁忌事項など, 研究結果に偏りを与える可能性がある状態を有する患者は除外されます[9].

③倫理的配慮

　言葉がわからない, 文字が読めないなどインフォームドコンセントが容易ではない状態, 研究参加後の指示に従えない可能性のある状態, 研究参加の拒否, などの自由がある場合は対象から除外されます.

　研究対象者は, ①研究を行うデータ源の選択→②組み入れ基準にすべて合致する者の取り込み→③除外基準のどれか 1 つにでも合致する者の除外, という流れで決定されます.

　それでは, 上記論文の除外基準に関する記載を見てみましょう.

"Exclusion criteria were the following: revascularization within 1 year before the index procedure; previous cardiac surgery (CABG or valve surgery), because such patients are less likely to undergo repeat CABG than to undergo PCI; severe left main coronary artery disease (degree of stenosis, ≥50%); PCI with a stent other than an everolimus-eluting stent or with

88002-914 JCOPY

a combination of stents; myocardial infarction within 24 hours before the index procedure; and unstable hemodynamics or cardiogenic shock."

〔除外基準は，以下の通りであった．「PCI または CABG 後 1 年以内の血管再建術」「心臓手術（CABG または心臓弁手術）の既往」「左主幹冠動脈の重度狭窄（≧50%）」「everolimus-eluting stents 以外のステントの使用，または併用による PCI」「治療 24 時間以内の心筋梗塞」「血行動態の不安定または心原性ショック」〕

第4章　研究対象者の選択

3 データ源と対象者に関する記載のチェックポイント

1 データ源が研究目的に合致しているか

データ源が研究目的に合致しているかについて，以下の5つのポイントを注意深くチェックしましょう．

①研究目的に対応できるデータであるか

②十分な数の対象者が含まれているか

③主要な変数が用いられているか

④長期観察が必要な場合に，十分な追跡期間（観察期間）があるか

⑤比較研究などの場合に，考えられる交絡因子がすべて測定されているか

特に2次データを利用する場合は，元々のデータ収集目的やデータ収集方法，データの特徴を把握して，研究に合致しているデータか，データ源の強みと弱みは何かを吟味する必要があるでしょう[10]．

2 組み入れ基準・除外基準が明記されているか

論文の Methods にある "inclusion" や "exclusion" という記載を手がかりに記載内容を確認しましょう．実際には，これらの基準の記載が曖昧である論文も多数あることや，プロトコール記載のとおりに報告されていないことが問題視されています[11, 12]．そのような論文は信用しづらいと言わざるを得ないでしょう．

88002-914 JCOPY

3 ## 最終的に選ばれる研究対象者が適切か

1) 研究対象は実際の臨床的状況と合致しているか？

　どのような特徴を持つ集団で行われた研究かについて注意を払う必要があります．

　適格基準によって，研究の対象集団は日常臨床とは異なる「厳選された集団」になっているでしょう．とは言え，日常臨床からあまりにもかけ離れた集団になっていることは問題です [13]．その場合は，研究結果を実臨床に応用できなくなるからです [14, 15]．

　内的妥当性の担保が重要なので，ある程度の対象者の選択は必要です．例えばRCTでは厳密な基準を設けている場合が多く，小児・高齢者や併存症を有するものは除外されることが多くなっています [16]．そのため，RCTの対象にならない年齢層，除外された併存症を有する患者層に対する効果は，観察研究に頼らざるを得ない側面があります（**表4-1**）[17]．

表4-1　適格性に関する厳密な基準と緩い基準

適格性基準	厳密な基準	緩い基準
利点	・研究の実行可能性が高い ・研究で得られる結果の妥当性が高く，内的妥当性が担保される	・一般的な患者集団に近い集団にできる ・対象者のリクルートが容易となり，大規模な研究が可能 ・大規模かつさまざまな特徴を持つ対象者が含まれることから，サブグループ解析が行いやすい
欠点	・極端に厳選された集団になると結果の外的妥当性が損なわれ，研究結果を外挿できる人が少なくなる ・研究規模は小さくなる	・研究の実施が困難になる ・得られた結果の解釈が難しく，内的妥当性を保ちにくい ・対象者の特徴がさまざまになりすぎて，結果をまとめることが困難

2) 両群に比較可能性があるか？

　適格基準に基づいて対象者を選択してくる段階で，研究結果に重大な歪みを生じるバイアスが生じることがあります．

　例えば，後向きコホート研究を例にとると，組み入れ基準と除外基

右側余白（縦書き）：第4章　研究対象者の選択

準ともにベースライン期間の情報にのみ基づいて参加者の特性や群間割り付けを定義する必要があります．後向き研究では調査期間全体のデータが存在するため，前向き研究では「未来」のデータとして存在しえないはずの追跡開始後の期間に相当する情報を用いて適格性の基準を更新する，という誤りが散見されます．

　例えば，元喫煙者は除外するという適格基準があるときに，前向き研究では追跡期間中にタバコをやめた人を除外することはできません（この未来の情報を研究開始時点に知ることはできないため）．しかし，後向き研究では追跡期間中に喫煙を中止した者についてのデータも存在します．時間を遡ってその患者を除外してしまうことはバイアスにつながります[18]．

88002-914 JCOPY

📖 参考文献

1) Bangalore S, Guo Y, Samadashvili Z, et al.：Everolimus-eluting stents or bypass surgery for multivessel coronary disease. N Engl J Med 372 (13)：1213-1222, 2015

2) Huston P, Naylor CD：Health services research：reporting on studies using secondary data sources. CMAJ 155 (12)：1697-1709, 1996

3) Rothman KJ, Greenland S, Lash TL：Modern Epidemiology. Lippincott Williams & Wilkins, 2008

4) Terris DD, Litaker DG, Koroukian SM：Health state information derived from secondary databases is affected by multiple sources of bias. J Clin Epidemiol 60 (7)：734-741, 2007

5) Hulley SB, Cummings SR, Browner AS, et al.：Designing Clinical Research, 4th Ed. 2013

6) Fletcher RH, Fletcher WS, Fletcher GS：Clinical Epidemiology：The Essentials. 6th Ed. Lippincott Williams & Wilkins, 2020

7) Zwarenstein M, Treweek S, Gagnier JJ, et al.：Improving the reporting of pragmatic trials：an extension of the CONSORT statement. BMJ 337：a2390, 2008

8) Vandenbroucke JP, von Elm E, Altman DG, et al.：Strengthening the Reporting of Observational Studies in Epidemiology (STROBE)：explanation and elaboration. Ann Intern Med 147 (8)：W163-194, 2007

9) Yusuf S, Held P, Teo KK, et al.：Selection of patients for randomized controlled trials：implications of wide or narrow eligibility criteria. Stat Med 9 (1-2)：73-83; discussion 83-86, 1990

10) Schneeweiss S：Understanding secondary databases：a commentary on "Sources of bias for health state characteristics in secondary databases". J Clin Epidemiol 60 (7)：648-650, 2007

11) Van Spall HG, Toren A, Kiss A, et al.：Eligibility criteria of randomized controlled trials published in high-impact general medical journals：a systematic sampling review. JAMA 297 (11)：1233-1240, 2007

12) Blumle A, Meerpohl JJ, Rucker G, et al.：Reporting of eligibility criteria of randomised trials：cohort study comparing trial protocols with subsequent articles. BMJ 342：d1828, 2011

13) Schulz KF, Grimes DA. Sample size slippages in randomised trials：exclusions and the lost and wayward. Lancet 359 (9308)：781-785, 2002

14) Zabor EC, Kaizer AM, Hobbs BP. Randomized Controlled Trials. Chest 158 (1S)：S79-S87, 2020

15) Khan AY, Preskorn SH, Baker B.：Effect of study criteria on recruitment and generalizability of the results. J Clin Psychopharmacol 25 (3)：271-275, 2005

16) Dekkers OM, von Elm E, Algra A, et al.：How to assess the external validity of therapeutic trials：a conceptual approach. Int J Epidemiol 39 (1)：89-94, 2010

17) Silverman SL：From randomized controlled trials to observational studies. Am J Med 122 (2)：114-120, 2009

18) Rothman KJ：Epidemiology：An Introduction, 2nd ed. Oxford University Press, 2012

第 5 章

アウトカムの設定

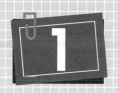

1 評価者の視点による アウトカムの分類

Key Point

- ・評価者の視点により，医療者，患者，社会の視点に立ったアウトカムに分類される
- ・アウトカムの形式により，1次アウトカムと2次アウトカム，真のアウトカムと代理アウトカム，ハードアウトカムとソフトアウトカム，複合アウトカムに分類される
- ・論文を読む際，設定されたアウトカムが重要で評価するべきアウトカムか，測定方法は客観的かつ正確か，バイアスの影響はないかを確認する
- ・2次アウトカム，代理アウトカム，複合アウトカムの利用による問題点に注意する

　医学研究において最終的に評価される項目はアウトカム（outcome），またはエンドポイント（endpoint）と呼ばれます．調査する価値のあるアウトカムを設定しているか，アウトカムの定義は曖昧でないか，アウトカムは正確に測定されているかなど，論文を読む上で留意すべきポイントは多くあります．

　評価者の視点により，医療者，患者，社会の視点に立ったアウトカムに分類されます（**表5-1**）[1]．

1 医療者の視点に立ったアウトカム

1）疾患や症状に関する指標

①疾患や症状の発生に関する指標

心筋梗塞の発症，がんの発生，がんの再発，せん妄の発生，など

②疾患や症状改善に関する指標

疾患の寛解，腫瘍の縮小，など

88002-914 **JCOPY**

2) 生死に関する指標

①死亡したかどうかの指標

全死因死亡，疾患特異的死亡，など

②死亡するまでの時間を含めた指標

退院後 30 日・90 日以内死亡，術後 5 年生存率，など

3) 治療経過に伴う指標

①検体検査に関する指標

血液検査値の改善，尿検査値の改善，など

②生体検査

血圧値，視力，心収縮率，日常生活動作，うつの重症度，など

2 患者の視点に立ったアウトカム

1) 快・不快に関する指標

　痛み，呼吸困難感，などの自覚症状が含まれます．

2) 生活・生命の質（QOL）

　EQ-5D や SF-36 などの包括的尺度や，疾患特異的尺度などを用いて QOL が測定されます．

表 5-1　評価者の視点によるアウトカムの分類

視点	分類
医療者	疾患や症状に関する指標
	生死に関する指標
	治療経過に伴う指標
患者	快・不快など自覚症状に関する指標
	満足感に関する指標
社会	社会負担に関する指標
	医療の効率性に関する指標

第5章　アウトカムの設定

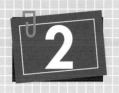

2 アウトカムの形式による分類

1 1次アウトカムと2次アウトカム

研究上で最も注目しているアウトカムを1次アウトカム（primary outcome または primary endpoint）または主要評価項目，その他を2次アウトカム（secondary outcome または secondary endpoint）または副次的評価項目と呼びます．

特にRCTや前向き研究における1次アウトカムは，研究を計画する時点で宣言されなければなりません[2]．これは，研究者が結果を分析する段階で統計的な有意差を示した指標を恣意的に選択して報告することを防ぐためです．

さまざまなアウトカムを同等に評価することが重要だと考えられる場合に，複数の1次アウトカムが設定されることもあります．しかし，結果の解釈に問題を引き起こす可能性があるため，一般的には推奨されません．

2次アウトカムは，1次アウトカムの結果の解釈を深めるための補足や，さらなる仮説の設定のために用いられます．2次的に重要な治療の有効性を評価するための指標，安全性，または薬剤の忍容性に関する指標などが設定されます[3]．

2 真のアウトカムと代理アウトカム

死亡や疾患発生など，臨床的に重要かつ最終的なアウトカム指標を真のアウトカム（true outcome または true endpoint）と呼びます．

これに対して，真のアウトカムがまれにしか発生しない場合や，アウトカムが発生するまでに長期間を要する場合，代理アウトカム

 88002-914 JCOPY

（surrogate outcome または surrogate endpoint）が用いられることがあります．

　代理アウトカムとは，真のアウトカムに比べてより収集しやすく，かつ真のアウトカムに関連し，真のアウトカムの代理となり得るアウトカムです．

　代理アウトカムを利用することにより，試験の期間，規模，および費用を削減できます[4,5]．主には，観察研究よりも介入を行う臨床試験で用いられます．

　例として，真のアウトカムが心筋梗塞など主要な心血管系イベントの発生の場合，その代理アウトカムとして血清コレステロール値が用いられます．

3　ハードアウトカムとソフトアウトカム

　定義・診断が厳密で客観的に判定しやすく人為的な操作の余地が少ないアウトカムをハードアウトカム（hard outcome）またはハードエンドポイント（hard endpoint）といいます．

　代表的なものに，死亡や，診断が厳密に決まっている疾患の発症などがあります．

　痛み・自覚症状などの主観的なアウトカム，入院や在院日数など治療者による操作が可能なアウトカムをソフトアウトカム（soft outcome）またはソフトエンドポイント（soft endpoint）といいます．

4　複合アウトカム

　研究によっては，いくつかのアウトカムのうちどれか一つでも発生すればアウトカムが発生したと定義する，複合アウトカム（composite outcome）または複合エンドポイント（composite endpoint）が用いられることがあります．

　死亡や心筋梗塞の発症などの真のアウトカムの発生頻度は少ない傾向があります．このようなアウトカムを評価するには多くの患者を長

期間観察する必要があります.

　複合アウトカムを使用することにより,アウトカム発生数は増加します.そのため,より少ない患者数,より短い研究期間で統計的に十分な検出力を得ることが期待でき,研究のコスト削減にもつながります.例えば,循環器領域では,心血管死・心筋梗塞・不安定狭心症・心不全・脳卒中・その他の入院を要する心血管イベントなどをまとめた複合アウトカムである主要心血管イベント(major adverse cardiovascular events,MACE)が良く用いられています[6].

　複数のアウトカムをまとめて評価することに生物学的にも臨床的にも意味があるときには,複合アウトカムを用いてもよいでしょう.

88002-914 JCOPY

3 アウトカムについて論文を読む際に留意すべきポイント

1 重要で評価するべきアウトカムか？

　設定されたアウトカムを評価することが，医療従事者や患者，社会のいずれかにとって意義があるかどうかを吟味する必要があります．もし，重要でないアウトカムを設定した研究であれば，その時点でその論文を読む価値は低くなるかもしれません．

2 アウトカムの測定方法は妥当か？

　アウトカムの測定方法の妥当性を吟味する必要があります．
　例えば，心筋梗塞の発生というアウトカムは，どのように同定されるでしょうか？
　患者聞き取り調査で発症の有無を聞いた場合，患者が必ずしも正確に把握しているとは限りません．レセプト病名から「心筋梗塞」という病名を抽出する場合，その病名入力の妥当性が評価されているかどうかに注意を向ける必要があります．
　専門家が診断した場合でも，その正確性は状況によって差異があります．心電図のみで診断した場合，厳密な診断とは言えないかもしれません．冠動脈造影検査による診断がゴールド・スタンダードといえるでしょう．

3 バイアスの影響はないか？

　ソフトアウトカムの場合，医療者が恣意的に測定を操作できうる余地があり，ハードアウトカムに比べると妥当性が低い場合が多いで

しょう. ハードアウトカムのほうが客観性は高いため情報バイアスの影響は受けにくく, ソフトアウトカムはその影響を受ける可能性があります.

例えば, 盲検化されていない RCT で研究実施者が治療群と対照群のどちらに割り付けられたかを知っている場合であり, なおかつソフトアウトカムが設定されている場合には, アウトカムの測定結果の信頼性は低くなります.

また, 設定されたアウトカムを評価するのに必要と考えられる研究期間 (追跡期間) が設定されているどうかにも注意を向ける必要があります[7]. 慢性疾患の予防や発症など, 長期間にわたって観察を続ける必要がある研究の場合には, 研究の最適な期間の設定が重要です.

4 2次アウトカムが多すぎないか？

RCT では, 1 次アウトカムを評価するために必要な症例数の設計 (サンプルサイズ計算) を行います. 複数の 1 次アウトカムを同時に評価するための症例数設計は困難ですし, 2 次アウトカムの評価のための症例数設計もされません. そのため, 2 次アウトカムの評価に統計的な有意差が認められた (または認められない) としても必ずしも正しいと結論づけることはできません. 統計学的に十分な症例数であるとは限らないため, 結果は参考程度と考えるべきでしょう.

ただし観察研究では, 結果の評価に対する統計的妥当性よりも, より多くの仮説を得ることを重視して複数のアウトカム設定がなされている場合もあります. そのため研究目的によって複数のアウトカム設定が許容されうるか検討しましょう.

5 代理アウトカム利用の問題点

代理アウトカムが利用されている場合は, 真のアウトカムをどの程度反映しているかを検討する必要があります[8]. 代理アウトカムが真のアウトカムと十分に関連しない, 真のアウトカムを十分に予測できないと考えられる場合は, 研究結果を慎重に解釈すべきでしょう.

88002-914 JCOPY

6 複合アウトカム利用の問題点

　ハードアウトカムとソフトアウトカムを複合アウトカムに組み入れている場合，研究結果の信頼性が損なわれたり，誤解を招く可能性があるため，慎重に解釈すべきです．

　例えば，主要心血管イベント（MACE）が使われている場合，重要度の高いアウトカム（心血管死など）に治療群と対照群間で差がなくても，重要度の低いソフトアウトカム（心不全による入院など）が治療群で有意に少ない場合，複合アウトカムも治療群のほうが有意に少なくなり，治療は効果があると結論づけられてしまうかもしれません．

　複合アウトカム利用の妥当性を評価するため，複合アウトカムを構成している各アウトカム指標を別々に解析し提示することが重要な場合もあります．しかし，個別のアウトカム指標に対する効果検証には，サンプルサイズが不足し統計的な検出力を保てないことや，多重検定の問題などが新たに生じます[9]．

　逆に言えば，重要度の異なるアウトカム指標を組み合わせた複合アウトカムが用いられる研究では，個別のアウトカム指標に対する介入効果が検出できない可能性が高かったために，わざわざ複合アウトカムを使った可能性があるかもしれません．

　例えば，術後感染の評価を行う研究において，手術部位感染，膿瘍，敗血症，尿路感染症などを組み合わせた複合アウトカムを使用したとします．このなかで尿路感染症は，他のすべてのアウトカムよりもはるかに一般的で，重症度もかなり低いといえます．このような複合アウトカムを利用しても，単に尿路感染症を反映した指標に過ぎず，読者が本当に知りたいアウトカムではなくなってしまいます[10]．

　もちろん，重要度が同程度に高い複数のアウトカム指標のなかから，1つのみを1次アウトカム（primary outcome or primary endpoint）として選ぶことができない場合に，複合エンドポイントを利用することは適切と言えます．

　さらに，論文に記載されている複合アウトカムの定義が不明確・不適切である場合が存在することも指摘されています[11]．論文を読み

第5章　アウトカムの設定

進める際には，複合アウトカムを構成している各アウトカムの定義の
確認も必要です．

88002-914 JCOPY

参考文献

1) 康永秀生：できる！ 臨床研究 最短攻略 50 の鉄則. 金原出版，東京，2017

2) Altman DG, Schulz KF, Moher D, et al.：The revised CONSORT statement for reporting randomized trials：explanation and elaboration. Ann Intern Med 134 (8)：663-694, 2001

3) Sedgwick P：Primary and secondary outcome measures. BMJ 340 (apr14 1)：c1938, 2010

4) Wittes J, Lakatos E, Probstfield J：Surrogate endpoints in clinical trials：cardiovascular diseases. Stat Med 8 (4)：415-425, 1989

5) Svensson S, Menkes DB, Lexchin J：Surrogate outcomes in clinical trials：a cautionary tale. JAMA Intern Med 173 (8)：611-612, 2013

6) Ferreira-Gonzalez I, Busse JW, Heels-Ansdell D, et al.：Problems with use of composite end points in cardiovascular trials：systematic review of randomised controlled trials. BMJ 334 (7597)：786, 2007

7) Priscilla V, Nancy D, Parivash N, et al.：Developing a Protocol for Observational Comparative Effectiveness Research：A User's Guide, Agency for Healthcare Research and Quality (US), 2013

8) Wang X, Ji X：Sample Size Estimation in Clinical Research：From Randomized Controlled Trials to Observational Studies. Chest 158 (1S)：S12-S20, 2020

9) International Conlerenceon Harmonization. ICH Guidelines for Biostatisticians in Industry E9, Statistical Principles for Clinical Trials, 1998

10) Sessler DI, Imrey PB：Clinical Research Methodology 3：Randomized Controlled Trials. Anesth Analg 121 (4)：1052-1064, 2015

11) Cordoba G, Schwartz L, Woloshin S, et al.：Definition, reporting, and interpretation of composite outcomes in clinical trials：systematic review. BMJ 341：c3920, 2010

第5章　アウトカムの設定

索　引

88002-914 JCOPY

88002-914 **JCOPY**

88002-914 JCOPY

◆ S

◆ T

◆ V

© 2021

第1版2刷発行 2022年 5月28日
第1版1刷発行 2021年11月22日

医学論文、わからないのは統計だけ？
肝心要の研究デザインがわかる本

イラスト　康永　遥
カバーデザイン
KAKINUMA Tsutomu

著者　麻生将太郎・森田光治良
監修　康永秀生

検　印
省　略（定価はカバーに表示してあります）

発行者　　　　　　　林　峰子
発行所　　株式会社 新興医学出版社
〒113-0033　東京都文京区本郷6-26-8
TEL 03-3816-2853　FAX 03-3816-2895

印刷　三美印刷株式会社　　ISBN978-4-88002-914-6　　郵便振替　00120-8-191625